医師や薬に頼らない!

すべての不調は自分で治せる

藤川徳美
精神科医

VITAMIN

方丈社

はじめに

質的栄養失調があらゆる慢性疾患の原因

白飯、味噌汁、焼き魚、サラダ、小鉢が並ぶ。そんな食卓を見て「今日のメニューはバランスが良い」と思って満足している人は、少なくないでしょう。「和食は健康食」「できれば玄米食を」「野菜中心がヘルシー」という認識もいまだ常識かもしれません。

しかし、その良いバランスとは何を前提としたバランスでしょうか。体にとって本当に必要な栄養素を摂れているのでしょうか。

私の回答は「否」です。

今の常識に則ったバランスの良い食事をつづけていたら、みな栄養失調になってしまいます。なぜなら、体に必要な栄養素を十分量摂らずに、不必要なものばかり食べてしまうことになるからです。

栄養失調といえば、食べる量の絶対量が足りない「量的」栄養失調のことを想定されると思います。しかし私が問題視する栄養失調は、量は足りていても、必要なものが足りない、要らないものが多すぎる、「質的」栄養失調です。

質的栄養失調とは、

「糖質過多＋タンパク不足＋脂肪酸不足＋ビタミン不足＋ミネラル不足」です。

これが、あらゆる病気の原因なのです。

前著『うつ消しごはん』では、精神科医である私の臨床例に基づいて、うつ、パニック障害などの心の不調には、タンパク質や鉄などの栄養不足が関連していることを明らかにしました。

物理学者である三石巌先生の理論である分子栄養学を礎に、必要な栄養素は何か、不必要な食品はどれか、ということを具体的に示したことから、読者の多くはご自分でも実践し、心の不調を改善されました。たくさんのレビューは、私の日々の診療の励みとなりました。

書籍の広まりやFacebookでのコンスタントな記事配信によって、当院には全国から患者さんが殺到しました。このままでは地域の患者さんの予約が取れなくなってしまうことから、初診受付は中国地方在住の方のみとさせていただいています。

当院は精神科を標榜していますので、多くの患者さんは、気分がすぐれない、やる気が出ない、イライラする、動悸がするなど、うつやパニック障害が疑われる症状で受診されます。

一方、Facebookや著書をお読みになった方は、お子さんのＡＤＨＤなど発達障害と呼ばれる症状、リウマチ、アトピー性皮膚炎、神経難病、がん、生活習慣病など、さまざまな慢性疾患を主訴として受診されます。

慢性疾患とは、急性疾患に対応して呼ばれる病気の括りのことで、一般的には原因はさまざまであったり、不明であったりします。徐々に病気になり、なかなか治癒することは難しいとされる病気です。

慢性疾患の方々は、すでに基本的なプロテインやビタミンサプリなどを開始されている場合も多く、その摂り方について詳細に相談を受けたり、高濃度ビタミンＣの点滴のために通院なさったりしています。

現在、このように患者さんは2つのタイプに分かれており、診療の半分ほどは精神科の医師というより、慢性疾患を分子栄養学の栄養メソッドで治していくような治療を行うようになっています。

こうした精神医療とは異なる、慢性疾患の治療実績を積み重ねていくにつれて実感するのは、「医師が病気を治すのではない、患者さんが自分で勉強して、自分で栄養を摂り、治すのだ」ということです。

進行していたリウマチ、何をやっても効果がなかったアトピー性皮膚炎、難病だからと諦めていた神経難病などが、次々と改善していきます。花粉症などは適切なサプリメントを飲めば、早々に症状が治まる方も多くいます。

あらゆる慢性疾患は分子栄養学で治せます。医師に頼らずとも自分で治せます。今や栄養を重視しない医師より、勉強している一般の人の方が病気を治すことについて詳しい、といえるでしょう。

本書では『うつ消しごはん』でご説明した分子栄養療法について初心者向けにおさらい

し、より実践的にわかりやすく提示します。また、この分子栄養学における主役級の栄養素の働きを、三石理論および欧米のオーソモレキュラー理論に基づいて解説します。それぞれの栄養素を摂る意味をより理解できるでしょう。

三石理論とは、分子栄養学のことです。三石巌先生は、分子生物学、生化学などの科学的なメカニズムに準じて分子栄養学を確立された偉大な物理学者です。日本人の食生活はタンパク質が不足しており、それが慢性疾患の原因になっていることを強調されています。

またオーソモレキュラー理論は、精神科医のエイブラム・ホッファー博士、科学者のライナス・ポーリング博士らが切り拓き、確立された理論です。米国の医師で理学博士のカール・ファイファー、現代では米国の栄養学者であるアンドリュー・ソウル博士がそれを牽引しています。これらの先人の理論の重要な点を正しく継承していくことが、私の役目だと思っております。

そのうえで、栄養を軽視している日本の医療の根本的問題点、日本におけるオーソモレキュラーの課題、医師と患者の関係性のあり方など、医療・健康・栄養に関する私なりの考え方を示していきたいと思います。

私が実践する分子栄養療法について、「藤川理論」と名づけて勉強したり話題にしたりなさっている方々もいます。ありがたいことですが、おこがましいとも感じています。医学・栄養学についてのパラダイムの転換を示した理論は、やはり三石巌先生の分子栄養学に他ならないからです。

三石理論からは高タンパク食とメガビタミン、スカベンジャー（抗酸化物質）、そして欧米のオーソモレキュラーからはメガビタミン、私はそこに糖質制限と鉄不足対策を組み合わせました。さらには現代の食べ物やサプリメントの事情に合わせて、私が最善の実践方法を示したまでです。

当然ながらその実践方法は、実際に患者さんに接して診療したことに基づいており、患者さんが「良くなったかどうか」ということが答えです。私がこうして臨床で得た知見は三石先生の先見の明を証明するものであり、尊敬の念は深まるばかりです。

ですから、私はあくまで三石先生が分子生物学からのパラダイム転換により誕生させた分子栄養学を大いに肯定する一人として、その発展に貢献していきたいと考えています。

栄養の領域では、糖質制限が一般の方にも浸透し、パラダイムシフトが起きています。最も必要な栄養素は炭水化物ではないということ、糖質過剰が慢性疾患の大きな要因であることが広く知られつつあります。

この前提を踏まえて、分子栄養学を学び、「では何が必要なのか」を知ることが大切です。ご自分で勉強して、その通りに実践した方から、どんどん元気を取り戻しておられます。

自分で自分の体を守るためにどうすればいいのか。

あなたが自分の健康を医師任せにせず、「健康自己管理」への眼を開いてくださることを期待いたします。

医師や薬に頼らない！　すべての不調は自分で治せる　目次

タンパク質を摂る

第2章 分子栄養学の実践。自分で治すメガビタミン

鉄を満たす

ＡＴＰを増やす

メガビタミン①　ATPセット

メガビタミン②　メガ量のビタミンが必要な理由

メガビタミン③　慢性疾患を治す

第3章

日本の医師はなぜ栄養のことを知らないのか

ビタミンへの攻撃

日本の課題

第4章 分子栄養学に基づいた慢性疾患の症例集

付録 まとめ

おわりに

第１章

基礎編

・

質的栄養失調は
タンパク質が
治す

タンパク質こそは、人間にとって必要な第一の栄養素です。

人間の体は水分を除いた70％がタンパク質から成り立っています。そして合成と分解を繰り返しています。ですから、タンパク質を供給しつづけることが、生命活動の維持、すなわち健康な状態を保てることになるのです。

ところが、一般的なバランスの良い食事には、必要量のタンパク質が含まれておらず、不要な糖質が大部分を占めています。これが「質的」栄養失調をもたらし、慢性疾患の原因になっています。タンパク質が足りなくて病気になっているのですから、タンパク質が満たされていけば病気は治ります。つまりタンパク質が慢性疾患を自分で勝手に治してくれるということになります。そのことを自然治癒力というのです。

第1章では、慢性疾患を自分で治す分子栄養学の概要をご説明する前に、その大前提となるタンパク質の必要性について基礎編として改めておさらいしてみましょう。

バランス良く食べている人はみな栄養失調

栄養不足で遺伝子に代謝異常が生じる

慢性疾患の大きな原因は、その人の食生活にある――。

これに異論を唱える人は少ないと思います。だから「バランス良い食事が大事」というわけで、野菜中心で油分や塩分、添加物を控える。そしてエネルギー構成比は、概ねタンパク質：13〜20%、脂質：20〜30%、炭水化物：50〜65%が目安、タンパク質は動物性と植物性の両方から摂る――。このような食事がヘルシーであるという常識がまかり通っています。

しかし、私はこの常識は間違っていると断言します。

あなたを悩ます体調不良や慢性疾患の原因は、このようないわゆるバランスの良い食事を長年つづけたことにあります。あなたや多くの日本人が、このようなバランスの良い食事をつづけた結果、「糖質過多＋タンパク不足」に陥っているのです。

「糖質過多＋タンパク不足」がつづくと、体の中で何が起きるのでしょうか。

これからそのメカニズムをご説明しますが、これを理解するためには、まず代謝について理解する必要があります。

人が生きていくエネルギーを得るために最も大切な生命活動が「代謝」です。代謝の解説は後述しますが、あまりにも基本的なことゆえに、多くの医師は重要視していないのが現状です。

悪い栄養状態がつづくと、遺伝子の弱い部分からつくられた（確率的親和力の低い）代謝酵素において、「代謝異常」が生じます。この代謝異常が積み重なって、やがては統合失調症、糖尿病、膠原病、アトピー性皮膚炎、神経難病、がん、その他の疾患を発症してしまうのです。

今の常識に沿ったバランスの良い食事をつづけていると、ほとんどの人がタンパク不足に陥るでしょう。体調不良や慢性疾患に悩む中高年のほとんどが、30年来のタンパク不足、

50年来のタンパク不足なのです。

まずそのタンパク不足を改めないことには、慢性疾患は治るはずがありません。

自分でそのことに気づいて、食生活を変えるしかないのです。

病院では病気を治してくれない

もうひとつ、間違った常識があります。

それは、病院に行けば病気を治してもらえる、という考えです。医師に病気を治してほしいと考えている患者さんは、残念ながら思うように病気は治らないのです。

基本的に、医療機関で行う治療の大半は、対症療法です。病気の治し方を教えてくれるわけではありません。ですから、あなた自身の体のこと、あなたの健康管理を医師に任せている限り、根本的な治療の入り口にさえ立てないということになります。

もちろん、必要な血液検査や当面の対症療法などをうまく利用する意義はあるでしょう。

それでも、血液検査や対症療法をしたからといって、慢性疾患が治るわけではありません。

対症療法の選択やその程度によっては、副作用の心配も出てくるかもしれません。強い薬のほとんどは副作用があるのです。

医師に依存するのではなく、あなたの慢性疾患の治療の主役は、あなた自身であることを認識することが何より重要です。このことについて、私が尊敬する三石巌先生は「健康自主管理」を訴えていますし、米国のオーソモレキュラーの大家、アンドリュー・ソウルは「Doctor Yourself（あなたがあなた自身の医師）」と述べています。

遠方から当院を受診する必要はない

このように、治療に対する考え方を変えるだけでなく、行動する人だけが治療の入り口に立つことができるのです。私自身が医師でありながら、「医師に病気を治してほしいと考える患者さんは治らない」ということに気がついたとき、どのような形でこのことを知っていただければいいのか悩みました。

先にも述べましたが、Facebookや書籍を通して情報発信をつづけているおかげで、当院では一時期、全国から初診の申し込みがひっきりなしに入りました。ありがたいことかもしれませんが、これでは地元の方の初診予約ができなくなってしまいます。クリニックは地域医療に貢献するために存在しているのですから、これでは本末転倒です。そのため現在は、初診受付は中国地方在住の方に限定とさせていただきました。

それでも関東や東北など遠方から、どうしても診察を受けたいという人からのお電話が鳴り止みません。中には「広島に引っ越すので、どうしても診てほしい」と訴え、何度お断りしてもなかなか納得されない方もいらっしゃいます。

人気の病院だと鼻高々になっている場合ではありません。心配です。そもそも私が発信している理論や方法論は、そのように医師に治してほしいと考える発想から脱却できないから治らない、ということを前提にしています。ですから、そこにジレンマを感じてしまいます。

みなさんは驚かれるかもしれませんが、医師は栄養やビタミンについて、みなさんが期待するような知識はほとんど持ち合わせていません。病気の症状を鎮める対症療法についての知識がほとんどなのです。栄養のことを知らないから、病気は治せない。医師が治せないなら、ご自分で治すしかないでしょう。慢性疾患のほとんどは長年の栄養不足によって自分でつくってしまった病気なのですから。

治し方の具体的な方法については、これまでの書籍や症例集に詳細を記していますし、本書でも初心者向けにかみ砕いてご説明します。

Facebook のメガビタミングループでは、実際に慢性関節リウマチやアトピー性皮膚炎などの難病を自分で治した方が大勢おられます。

その方々は、私が驚くほどしっかり勉強され、自分で治療法を選択なさっています。その一方で医師に病気を治してほしいと考えている方の多くは、知識が不十分です。まずはしっかりと勉強することから始めましょう。

また、一般的な病院の医師にビタミンや栄養のことについて質問をする人もいますが、ほとんどが無駄に終わる行為でしょう。少なくとも私の Facebook の記事や書籍を読んだ人は、一般的な医師より圧倒的に栄養やビタミンに関する知識が豊富です。

どうして知識を得られる人が知識のない人に質問する必要があるでしょうか。全くナンセンスです。そのような医師に依存している状況から脱却して、自立を目指すことが必要です。

医師につまらない質問をしなくてもご自分で学べます。したがって、遠方からわざわざ当院までお越しいただく必要もない、というわけです。

プロテインとサプリは「人類の英知の結晶」

分子栄養学に基づいた私の治療は、プロテインやサプリメント（ビタミン・ミネラル）を摂ることが大前提となります。世の中にはさまざまな食事療法があり、「私は○○食を実践しているから、プロテインやサプリメントは不要です」とおっしゃる方もいます。

中には「そのような人工的なものを摂取すること自体が不自然だ」というお考えの方もいます。

サプリメントを人工的と遠ざける方でも、医師から出された薬は飲まれる方が多いでしょう。しかし、その意味では人工的なのは薬の方です。体にとって薬は異物。薬のほとんどは代謝阻害作用があり、複数を飲めば飲むほど、代謝阻害作用によって副作用も出ます。

一方、プロテインやビタミンなどのサプリメントは、体に必要な栄養素を抽出したものであり、代謝のために利用するもの、なくてはならないものです。

体が欲しているのはどちらであるか、歴然としています。

「口に入れる栄養は、抽出物ではなく、自然食であるべき」という方も多いでしょう。しかしながら、現在の作物が育つ土壌は昔と比べて痩せており、十分なビタミン、ミネラルが含まれていません。農薬や抗生物質、栄養添加物も含んでいます。どこまでが「自然」といえるか疑問です。また、高価な有機野菜だけを食べて生活できる人も少ないでしょう。

自然がいいという方も、現代の発明品であるスマホや飛行機の恩恵を受けていると思います。なのに、現代の発明品であるプロテインやサプリメントは否定される。そのこと自体が矛盾しており、不自然だとも思います。

それに、病気が悪くなってしまったのは、糖質過剰やタンパク不足、ストレスの増加など、ある意味で人間を不自然な状態にさらしてしまったからです。それをなるべく早く引き戻していく、速やかに治していくためには、ただ自然のものを食べているだけでは追いつきません。

「現代社会のストレスが病の原因」といっても、牧歌的な時代に戻れるわけではないのですから、現代の知性が生んだ栄養素の恩恵にあずかる方が賢明です。

繰り返しますが、プロテイン、サプリメントは栄養素の抽出物です。健康の維持、慢性疾患からの回復には、いまや不確かな常識である「栄養のバランス」ではなく、「タンパク質とビタミン・ミネラルの絶対量を摂る」という考え方が重要です。なんとなく、あるいは不確かな「バランス」ではなく、体に必要な「絶対量」に着目しましょう。

例えば、プロテイン20g（60cc）を1日2回摂取すれば、卵6個分のタンパク質を摂ることができます。プロテインにはそれだけ多くのタンパク質が含まれているからです。

普段の卵＋肉をしっかり摂る食事に加え、プロテインを飲むことにより、卵をさらに6個分追加したタンパク質を摂ることができますので、大変効率が良いといえます。

卵を毎日6個も7個も食べつづけるのは、よほどの大食漢でない限り、現実的には難しいでしょう。やはり、上手にプロテインを利用した方が賢い選択だと考えます。特に食の細い女性や高齢者は、食事だけで必要なタンパク質量を摂取するのは不可能です。

ビタミンの場合、例えばサプリメントの「ビタミンC1000」には1000mg（1g）のビタミンCが含まれています。これはレモン50個に含有している量に相当します。

「ビタミンB50コンプレックス」には、ビタミンB1が50mg含まれています。これは豚肉5kgに含有している量に相当します。

ビタミンE400にはd－α－トコフェロールが400IU含まれています（IUは国際単位、International Unitの略）。食事をどんなに工夫しても10IU以上のビタミンEは摂取することはできません。

ちなみに私は、毎日ビタミンC1000mg×6錠、ビタミンB75mg×3錠、ビタミン

E400IU×5錠を摂取しています。

人間が健康を維持し、病気を改善するためにタンパク質やビタミン、ミネラルがどれだけ必要であるかが明らかになってきたのは、分子栄養学の賜物です。

その摂取を可能にするために開発されたプロテインやサプリメントは、これまで人類が開発したものの中で、人類に益をもたらすものとして最高傑作であり、「人類の英知の結晶」だと思います。

タンパク質を摂る

DNAにはタンパク質のつくり方が書いてある

「タンパク質が十分量あれば、DNAが勝手に病気を治してくれる」というと、驚かれるかもしれません。

分子生物学によりますと、生体はDNAによって制御されています。したがって、健康を損ねている人の体では、DNAの指令が完全に遂行されていない、ということになります。

DNAにはアミノ酸の配列を決める設計図が書かれています。その情報に基づいて、生体の維持に必要なタンパク質がつくられていく、という仕組みになっています。遺伝子からの情報が転写され、翻訳されてタンパク質が合成されるのです。

DNAには、生命を維持するための設計図が書かれている、すなわち、それはタンパク質のつくり方である、というわけです。

この転写、翻訳によってタンパク質がつくられていくことを専門的な言葉で「コーディング」といいます。

合成されたタンパク質は、細胞内でその働きを終えると、速やかに分解されます。必要なタンパク質を合成し、また分解、合成。つまりこのタンパク質の代謝が保たれていることが「生きている」ということなのです。

コーディングが滞ってしまうと、そこで代謝障害が起きてしまうことになります。この代謝障害が、さまざまな慢性疾患の原因、ひいては万病の元となってしまうのです。

具体的には、タンパク質が不足した状態で代謝をしなくてはならない際は、使い古したアミノ酸が再利用されることになります。古いアミノ酸にはミネラルや原子団が結合しており、変形をきたしています。古いアミノ酸を使ったタンパク質は、免疫作用から「非自己」と判断された場合、リウマチなど自己免疫疾患の原因となります。

古い廃材を使って家を建てても、良い家はできないのと同じです。

生命とはタンパク質の動的平衡

生命を維持するため、健康に生きるためにタンパク質は不可欠です。

では、そもそも生きているとはどういうことか、ということを述べていきます。

生体がもつ重要な性質のひとつが「ホメオスタシス（恒常性）」です。

ホメオスタシスとは、生体の内部の変化や環境因子の変化に関わらず、生存に適した一定の状態に保たれる性質のことです。

例えば、健康な状態のときの体温は変動したとしても、大抵1℃以内に保たれています。この場合、体の状態は安定しているといえます。ホメオスタシスが崩れたとき、つまり病気になったとき、体温は大きく変動し、発熱や低体温という状態になります。

このホメオスタシスは、先ほど述べたようにアミノ酸からタンパク質をつくってはこすという、動的平衡（一見すると同じでも、常に変化しつづけていること）によって保たれています。生命とはタンパク質の動的平衡である、ということです。

ホメオスタシスを逸脱した状態は、すなわち病気です。病気を治すためには、ホメオスタシスを保つために、タンパク質の供給が必要です。

ホメオスタシスを逸脱した状態から通常の状態に戻ることが、よくいわれる「自然治癒力」と同義になります。つまりタンパク質が十分量あれば、病気は勝手に治ってくれる、ということなのです。

摂取したタンパク質は数時間で代謝されてしまうため、１日３回、動物性のタンパク質を摂るようにしてください。

タンパク質量はプロテインスコアで把握せよ

それでは何をどれだけ食べれば、十分なタンパク質を摂取できるのでしょうか。必要なタンパク質の量について、最近では、一般的に食品のアミノ酸スコアというもので換算されます。

しかし私は、アミノ酸スコアに基づいた換算方法では、必要なタンパク質の量の評価が甘いと判断しています。アミノ酸スコアよりも以前から使われていた指標である「プロテインスコア」で換算する必要があります。

健康の維持、病気の予防のためにはご自分の体重×１gのタンパク質摂取が必要になり

タンパク質を10g摂取するための必要量

牛肉　65g	アジ　56g	コーンフレーク 690g
豚肉　83g	カジキ　48g	米飯 650g
鶏肉　55g	エビ　86g	食パン 280g
羊肉　68g	たらこ　60g	うどん 690g
チーズ　50g	卵　79g（1.5個）	そば 360g
イワシ　63g	味噌 160g	オートミール 100g
サケ　58g	豆腐 330g	ジャガイモ 1097g
サンマ　52g	牛乳 470g	

各食材100g中のタンパク質含有量

米飯　1.5g	卵　12.7g	椎茸　0.3g
食パン　3.5g	牛乳　2.1g	イワシ　15.9g
うどん　1.5g	チーズ　20.9g	サンマ　19.2g
そば　2.8g	大豆　19.2g	サケ　13.2g
牛肉　15.4g	豆腐　3.1g	マグロ　20.8g
豚肉　12.1g	味噌　6.2g	
鶏肉　18.3g	トウモロコシ　1.9g	

ます。これが1日最低限の量です。特に悪いところもなく、単なる健康維持のためという理由であっても、1日体重×1gというギリギリの量ではなく、余裕をもって1日体重×1・5～2gは確保していただきたいものです。

成長期の中高生、妊娠・授乳期の女性の場合は、確実に体重×1・5gは必要です。慢性疾患からの回復を目指すためには、体重×2gの量が必要です。

プロテインスコアで換算されるタンパク質の量は、卵3個で20g、牛肉200gで30gですから、体重50kgの女性なら、これだけの量（卵3個＋牛肉200g）を食べるのは最低ラインとなります。

体重65kgの男性なら、卵3個＋牛肉300gが最低ラインです。

このように、ご自分の日々のタンパク質摂取量を計算して把握しましょう。そして、足りない部分はプロテインで補うことが合理的でしょう。

タンパク質の摂取については、過剰症を恐れる必要はありません。1日体重×4・4gまでは安全であると示されています。成人男性（体重65kg）ならば、計算上は65kg×4・4g＝286gのタンパク質に相当します。

これはファインラボなど90％含有のプロテインなら、1kgのプロテインを3日で飲みきる量です。これだけ大量に飲める人がいるでしょうか。仮に飲んだとしても、どんなに消化吸収能力が高い人でも吸収しきれず、トイレに直行することになります。

したがって、プロテイン摂取によるタンパク質過剰症は実質的にはありえないのです。プロテインはその人がお腹を下さない程度に飲めばよい、吸収できる最大量を飲めばよい、ということになるのです。

プロテイン規定量はなぜ1日20g×2回なのか

ほとんどの人は食事から十分量のタンパク質を摂取できていないため、当院では、プロテインは男女共に1日20g（60cc）×2回の規定量を飲むように指導しています。プロテインを全く飲まないより、1日20g×1回だけでも飲むに越したことはありませんが、摂取したタンパク質の効果は数時間で切れてしまいます。1日20g×2回ならば確実に効果があります。

1日に60～100gの量を飲めればさらに良いのは確かですが、実際にそこまで飲んでくれる患者さんはなかなかいません。できないことをお願いしてばかりでは治療が進みませんので、まず規定量を継続していただくことを目標に進めています。

規定量は男性ならほとんどの人が最初から飲むことができます。この量でもムカムカして飲めない、お腹の具合が悪くなって飲めないという男性は、10年以上も肉を食べていなかったという人や、進行がんなどで長年の深刻な低タンパク血症になっている人のみです。

一方女性では、約半数の人は、最初は規定量すらムカムカして飲めないといわれます。消化酵素もタンパク質からつくられるので、深刻なタンパク不足があるとプロテインを消化吸収できず、胃が受けつけなかったり、お腹を下したりします。このような女性には、1日5g（15cc）×3回からスタートしていただくよう伝えています。

通常は2～3か月継続すると、徐々にタンパク質の消化吸収能力が向上して、規定量が飲めるようになります。ただし、玄米菜食、フルーツ食、断食などの経験がある人は、タンパク不足が著しいため、規定量が飲めるようになるためには1～2年という月日を要することもあります。

市販のプロテインのタンパク質含有量

プロテインは60ccの量が20gです。

商品によって実際のタンパク質含有量は異なりますが、ご注意いただきたいのは、プロテインの量（g）＝タンパク質の量（g）ではないということです。

ファインラボプレーンという商品は、タンパク質含有量90％です。付属のスプーンは30ccなので、30ccすりきり2杯は、20g×0・9＝18g。

ビーレジェンドという商品は、タンパク質含有量70％です。従来の白い付属のスプーンは20ccなので、20ccすりきり3杯は、20g×0・7＝14gとなります。新しい黒い付属スプーンは80ccなので、すりきり1杯はタンパク質量約20gとなります。

ダイマタイズという商品には、大きなスプーンが付いており、1杯80cc（タンパク質量25g）になります。

このように、プロテインの商品によってタンパク質含有量は異なります。厳密にはプロテインでタンパク質を20g×2回（1日）摂取するのが理想ですが、いずれの商品でもプロテイン20g（60cc）を1日に2回は、飲むようにしてください。

プロテイン規定量1日20g×2回の効果

プロテインの規定量1日20g（60cc）×2回の摂取が継続できれば、圧倒的な臨床効果があります。

この量のプロテイン＋肉と卵の高タンパク食ができれば、体重×1・5g程度のタンパク質摂取が可能となります。そうすると、次のような効果が見られます。

まず、薬の効きが圧倒的に良くなります。

体の代謝が良ければ薬の効き目も良くなりますが、薬には代謝酵素阻害の作用があります。そこに、代謝酵素のタンパク質が十分量あれば、代謝が良くなり、少量の薬で効果が出ます。少量で効果が出れば、薬の投与量が少なくて済むため、副作用もほとんど出なくなります。減薬・断薬を進めるためには、まずプロテインが必要です。

次に鉄剤が飲めるようになります。

鉄は特に女性に不可欠なミネラルですが、貧血でタンパク不足の女性の中には、鉄剤を飲むとムカムカして継続できないという方も多くいます。しかし、規定量のプロテインを継続できれば、鉄剤が飲めないという人は皆無といってよいでしょう。

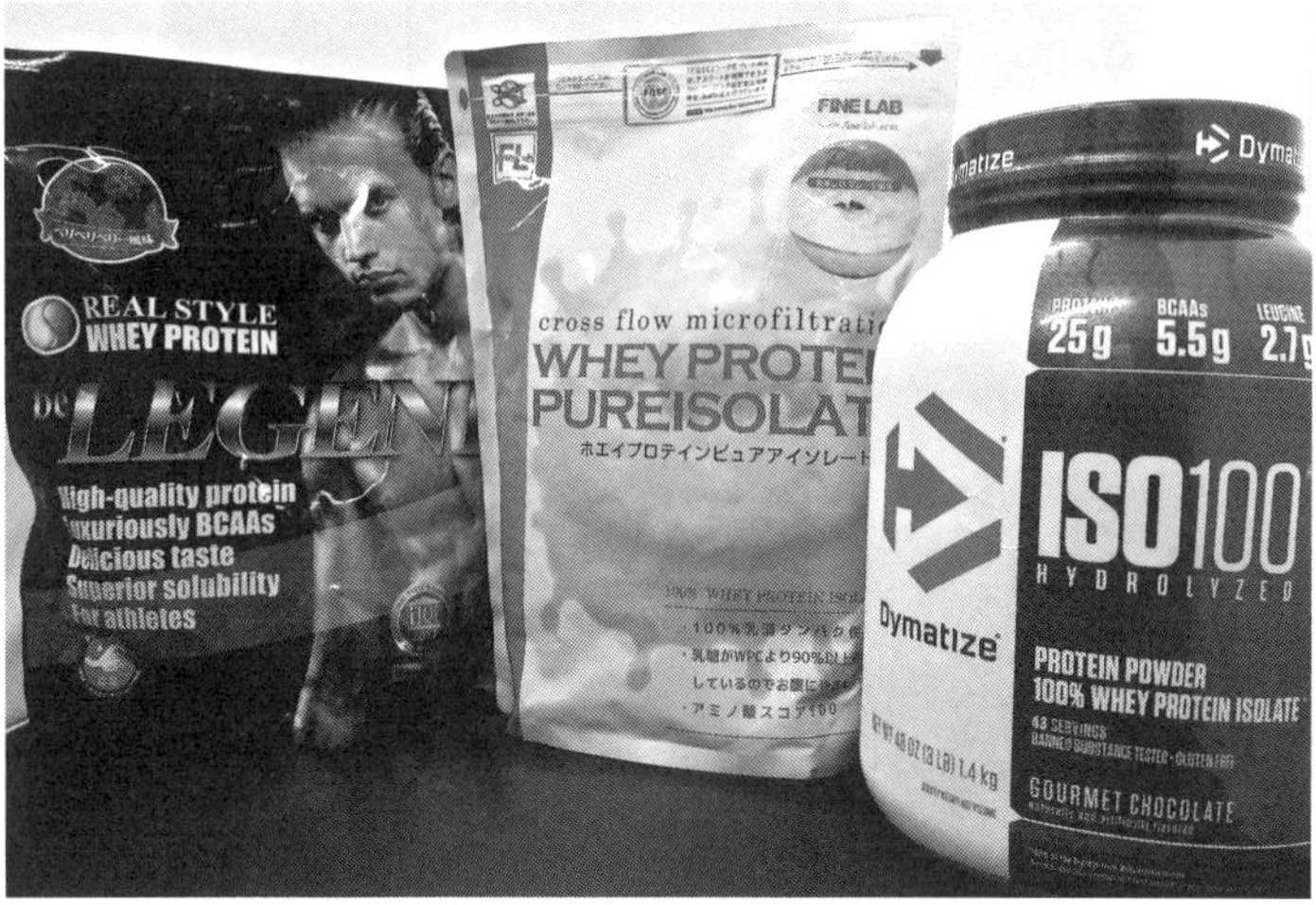

プロテイン（左からビーレジェンド、ファインラボ、ダイマタイズ）

プロテインを飲んでいると、フェリチンが増えやすくなります。フェリチン値は、その人が維持する鉄の量を表します。プロテインも飲まない、食事も低タンパク食では、鉄剤を飲んでもフェリチンが上がりませんし、逆にフェリチンが下がる人もいます。

さらに、タンパク質によってメガビタミンが開始でき、その効果も出やすくなります。

代謝に必要な酵素は、「主酵素（タンパク質）＋補酵素・補因子（ビタミン、ミネラル）」から得られます。

つまり、規定量のプロテインを継続できれば、メガビタミンが開始できるため、ビタミンやミネラルの効果が出やすいということになります。

これらの結果、元気になった、疲れにくくなった、ストレスに負けなくなったなど、患者さんご自身でプロテインの効果を実感できます。

うつ病で休職となった男性サラリーマンにおけるプロテインの効果は、私が受け持った患者さんでは１００％です。全員仕事に復職できています。患者さんも「薬よりもプロテインの方が効いている」とおっしゃいます。

特に、爪、髪、皮膚、粘膜などは代謝回転がスピーディーな部位ですので、「爪がしっかりしてきた」「肌の調子がいい」など、その変化を早い段階で実感できるでしょう。

すると、顔色が良くなり、動きも溌剌としてくるので、周囲の人から「最近すごく元気そうだね」と、いわれるようになるでしょう。

〈私のプロテイン摂取量〉

体重は64kgですが、朝、自宅で30g（90cc）、クリニックで午前中に30g（90cc）、さらにクリニックで昼40g（120cc）を摂っています。これは体重×１・５gに相当します。これ以上飲むと、さすがに夕食が入らなくなります。

プロテインは「ホエイプロテイン」一択

当院を受診される患者さんは、すでにプロテインを開始されている人も多いと述べましたが、残念なのは、大豆を原料とするソイプロテインを飲んでいる方が多いことです。

ソイプロテインは、健康雑誌などで盛んに「体にやさしい」と紹介されています。確かに、ソイプロテインはお腹がゆるくなりにくいかもしれません。日本のオーソモレキュラークリニックなどでもソイプロテインは推奨されています。

しかし、ソイプロテインはホエイプロテインに比べれば効果が劣ります。著名なボディビルダーである山本義徳氏もご著書でそう述べられていました。

当院の実際の臨床における印象でも、圧倒的にホエイプロテインの方に効果があります。そのように患者さんにお伝えしても、多くの方が「今のソイを飲み終えたらホエイに代えます」とおっしゃいます。しかし私は「ソイは今すぐ廃棄して今日からホエイに代えなさい」と指導しています。無駄なものを飲んでも仕方がないからです。

ホエイプロテインには大きく分けて、ＷＰＣとＷＰＩという種類があります。

ＷＰＣには乳糖が含まれていますが、ＷＰＩは乳糖が完全に除去されています。ＷＰＩ

の方が精製に手間がかかるので値段は高いです。乳糖不耐性の人はＷＰＩを選択するべきといわれています。

当院の初診患者さんには全員プロテインを開始するよう指導していますが、女性の約半数の人は、最初から規定量のプロテインは飲めません。深刻なタンパク不足があるとプロテインを消化吸収できず、胃がムカムカしたりお腹を下したりします。そんな方でも、２～３か月継続するとタンパク質の消化吸収能力が向上して、規定量が飲めるようになります。

このようなケースの場合、自分は乳糖不耐性だと勘違いされている方が多くいます。乳糖不耐性の方ならＷＰＩが飲めないという方はほとんどいないでしょう。いたとしても、全体の１～２％程度ではないでしょうか。実際、男性でＷＰＣが飲めない方はほとんどいないからです。ＷＰＣでお腹を下す女性は、自身が最重度のタンパク不足であることを認識せず、乳糖不耐性だと誤認される方がとても多い印象です。

ホエイプロテインであればどのメーカーの製品でもＯＫですので、私が推奨するプロテインメーカーは特にありません。

ご参考までに主に私が使っているのは次の３種です。

・ファインラボ（WPI）Amazonサイトにて購入
・ビーレジェンド（WPC）ビーレジェンド専用サイトにて購入
・ダイマタイズ（WPI）iHerbサイトにて購入

タンパク質を摂れば糖質制限がラク

「指示通りやっているが良くならない」という声もあります。前著『うつ消しごはん』のレビューにもいくつかいただきました。良くならないのは、タンパク不足を軽視しているからだと思います。特に次のような場合に、改善しない原因があるようです。

うまくいかない方の多くは、規定量のプロテインを飲めていません。にも関わらず、次々とビタミンやミネラルのサプリを追加しがちです。肝心なのは、プロテインの規定量である1日20g（60cc）×2回を継続できるようになることです。そこからがスタートラインだと考えてください。

その際、糖質制限もセットで開始してください。タンパク不足が慢性疾患の原因であることと同じく、糖質過多も万病の元です。糖質制限の重要性については、他の本（江部康二先生や宗田哲男先生のご著者等）に詳しく書いてありますので、ここでは紙幅を割きません。当院での分子栄養療法は、タンパク質補給＋糖質制限から開始します。

糖質制限を開始するということは、パンや米、麺類、お菓子などを控えることになり、その分、肉や魚、卵、チーズなどは増やすことになります。そうすれば、必然的にタンパク質の摂取量は増えます。

裏を返すと、タンパク質をしっかり摂る、プロテインを規定量摂取することは、糖質制限がうまくいくということにもつながります。

タンパク質が満たされていくことで、「甘いものがほしい」「白飯をお腹いっぱい食べたい」という偏った食欲が治まってくるからです。

ところが、プロテイン規定量がつづけられないと、糖質制限もゆるくなってしまうのです。そこに加えて、やれビタミンだ、ミネラルだ、とサプリを追加しても、それらの栄養素がうまく働かないため、お悩みの症状は改善しません。これでは分子栄養療法を開始しているとはいえないでしょう。

「効果を感じない場合は、他に何のサプリを追加したらいいでしょうか」という質問が出ます。いえいえ、次に進むのではなく、規定量のプロテインを飲み、糖質制限をするところに戻ってから再スタートです。

病気の期間が長い人、高齢者は改善が遅い

その他、うまくいかないという人に多いのは、罹病期間が長い人、つまり重度のタンパク不足歴が長いというケースです。

どのような慢性疾患であっても、発病後1年ならほとんどは3か月程度で改善します。しかし、発病後10〜20年も経っていると、そう簡単にはいきません。改善にはかなり時間がかかります。

パニック障害を20年来患っていた方は、薬を半減させるまで2年の月日が必要でした。病歴の長い方はそのくらいの覚悟で継続していただくことが肝心です。

長い病歴を持つ方のタンパク不足を短期間で改善する方法はないのです。

また、栄養療法の効果は、年齢にも左右されます。子どもは効果が出るのが早い。一方、高齢者は回復に時間がかかるケースが多い。代謝回転のスピードが加齢に伴って落ちてくるからです。

例えば、新しい皮膚に生まれ変わるターンオーバーの期間は、20歳で28日、50歳で100日、70歳で200日です。3回のターンオーバーの期間があれば病気の症状が改善すると仮定するなら、20歳なら3か月、50歳なら1年、70歳なら2年かかる計算になります。

タンパク不足の期間が長い、加齢により代謝回転のスピードがゆるやかになっているという自覚がある方は、あせらずにタンパク質の供給をつづけてください。

気候変動に弱い人は最重度のタンパク不足

梅雨時期になり湿度が高まると、女性の患者さんの多くは「体調がすぐれない」といわれます。気候の変動が起きると、毎日何人も同じような訴えで受診されます。

・夏バテして食欲が落ちる
・台風や低気圧で気圧が低くなると体調が悪くなる
・寒暖の変化が大きい時期には体がついていかない

・冬はとにかく苦手

当院でこのような訴えをなさるのは女性ばかりで、男性はほとんどいません。気候変動によって体調がおかしくなるほとんどの方が、最重度のタンパク不足です。タンパク不足によりATP（アデノシン三リン酸・生きるためのエネルギー）が不足し、恒常性＝ホメオスタシスが保てないことによって気候変動に弱くなる、というわけです。

タンパク不足の状態は、心理的ストレスに対しても極めて脆弱です。「会社で自分ばかりが目の敵にされて怒られている」「落ち込んで、いつまで経っても立ち直れない」という訴えをなさる方がとても多いのです。

治療の第一選択はもちろんプロテイン。プロテインを飲んでいる女性は夏バテ知らずになります。

タンパク質過剰の人はいない

プロテインを飲むと全員元気になるのは、普通の食事では全員タンパク不足になるという事実を示しています。ほとんどの人がタンパク不足であり、タンパク質が満たされている人は少なく、タンパク質過剰の人は私が知る限りゼロです。しかし、誰もそれに気づいていません。

「タンパク質摂取の上限は？」と訊かれることもありますが、やみくもに摂っても消化吸収できずに体外に出るだけですので、過剰症の心配には及びません。

先にも述べた通り、日本人の場合、タンパク不足の人は大勢いてもタンパク質過剰の人は見当たらないのです。ほとんどの人が、「最重度タンパク不足・重度タンパク不足・軽度～中等度タンパク不足」のいずれかに分類されます。

それぞれの不足についての評価は、タンパク不足の程度と期間によって次のように示されます。

最重度タンパク不足　ＢＵＮ10以下

ＢＵＮとは尿素窒素のことです。糖質、脂質はＣＨＯ、つまり炭素、水素、酸素でできています。一方タンパク質はＣＨＯＮＳ、つまり炭素、水素、酸素、窒素、硫黄でできています。BUNは体内の窒素量、すなわちタンパク質量を示します。

腎臓病の検査のときや普通の健康診断でも腎機能を診るために、BUNは測定されます。腎機能障害をもつ高齢者はBUNがクレアチニンと共に増加します。腎機能障害のない人の場合は、体内のタンパク質充足度の指標となります。

タンパク質の充足度の指標として、アルブミン値が用いられることがありますが、BUNはより鋭敏にその度合いを示します。

さてBUN10以下というのは、1日20g（60cc）×2回の規定量のプロテインが飲めていない状態です。女性の患者さんの2人に1人は最重度のここに当てはまります。男性もごく一部います。

なぜ飲めないかというと、消化酵素もタンパク質ですから、タンパク不足があるとプロテインを消化吸収できないのです。胃がムカムカしたり、ゲップが出たり、お腹を下したりします。この場合は、1日5g（15cc）×3回でスタートして、がんばって継続することです。通常は3か月程度で消化吸収能力が向上して、規定量が飲めるようになります。

それでも、玄米菜食、フルーツ食、断食を長くつづけていたという人は、規定量飲めるまでに年単位が必要になるでしょう。また、病歴（治療歴）が長い人、重度の慢性疾患の人も、やはり規定量が飲めるまで時間がかかります。

重度タンパク不足　ＢＵＮ10〜15

規定量のプロテインは最初から飲めるものの、ＢＵＮの数値が増えない状態です。この場合は、無理のない範囲でプロテイン量を増やし、肉と卵の摂取を増やして、とにかく継続する必要があります。この場合も改善まで数年かかる人は多いです。

特に女性では、30年来のタンパク不足、50年以上のタンパク不足の人がとても多く、改善にはどうしても時間がかかります。１年間プロテインを規定量飲んでいても「ＢＵＮ８→11」といった推移の人も少なくありません。

軽度〜中等度タンパク不足　ＢＵＮ15〜20

規定量のプロテインを継続していると、ＢＵＮが20を超えてきます。体内のＮ（窒素）が充足したことから、尿にあふれ出している状態です。この状態が理想値であり、短期的にはタンパク不足が解消した状態とみることができます。

しかし、BUNだけが上昇しても、他のタンパク質量を測る目安となる、アルブミン値やGOT、GPT、γGTPが低値なら、体内のタンパク不足は解消されていないといえますので、油断は禁物です。

女性の妊娠・授乳期はさらに増量

男性の場合、高タンパク／低糖質食＋プロテイン体重×0・5〜1gをつづければ、ほどなくBUN20以上になるでしょう。肉や卵をしっかり食べれば、プロテインなしでも達成可能です。

女性の場合、毎月、月経によりタンパク質を失うこと、妊娠、出産によりタンパク質を失うこと、食が細いゆえに全体的な摂取量が少ないこと、などの理由により、食事だけでBUN15を超えるのは極めて困難です。

私の妻も8年前はBUN8・0でした。8年前から高タンパク／低糖質食、3年前からプロテイン1日20g（60cc）×1回、1年前からプロテイン1日20g×2回を摂れるようになり、やっとＢＵＮ15です。やはり女性は食事だけで必要なタンパク質量を満たすことは絶望的という結論になります。

ＢＵＮ20に届くには、プロテイン１日体重×１g程度が必要になります。また、妊娠すると急激にＢＵＮは低下してしまいます。６か月間でＢＵＮ14→７になった人もいるくらいです。

妊娠時にＢＵＮ20にするためには、プロテイン１日体重×１・５g程度は必要でしょう。胎児の栄養や産後の体調を考えて補給してください。

「妊娠中や授乳中はプロテインやサプリメントを控えた方がいいですか?」という質問もありますが、全く逆です。特にタンパク質と鉄は増やしてください。

腎臓病でも高タンパクが必須である理由

腎臓が悪い人は、病院で低タンパク食を指導されます。タンパク質制限をすることで、尿毒症の原因となる窒素代謝産物の産生を抑制するなどの理由で、タンパク質制限が有効であるとされてきました。

しかし、これはおかしな話だと思います。

腎臓という臓器そのものがタンパク質なのですから、絶えずこわされ、つくり直されています。タンパク質の供給が不十分なままで改善するわけがありません。三石先生の著書によると、腎臓の組織の半分が更新するためには、短いものは11日、遅くて180日とされています。腎臓の組織のうちには、ずいぶん早く回転しているものがあるわけです。腎臓の組織をつくり直すときに、タンパク質という材料が不足すれば、以前よりも機能が低下した腎臓になってしまうのです。

タンパク質制限食をつづけている腎臓病の人で、倦怠感、むくみ、脱毛などがみられる場合は、どれも低タンパク食に原因があると思います。タンパク質よりも糖質過剰の方が腎臓に負担をかけていると考えます。

三石先生も高タンパク食とビタミンCは1日に10gくらい摂ることを勧めておられます。ホッファー博士の著書には「腎不全で透析が必要と診断された患者が、ナイアシン3gで完治して医師も驚いた」という症例もありました。

腎臓は毛細血管の集まりですので、血管壁のコラーゲンを強くするために、タンパク質とビタミンCは必須です。血流を良くするために、ビタミンEとナイアシンも必要です。

プロテインが買えないなら卵を毎日5個

おいしくないとか、お腹をこわすなどの理由以外でプロテインを飲めない人もいます。ある中年の患者さんは、統合失調症を20歳前後で発症し、数回の精神科病院入院歴もあります。現在、高用量の抗精神病薬を継続されており、仕事に就けていません。訪問看護、ヘルパー派遣などの支援を受けながら、単身アパート暮らしをなさっています。

症状は、幻聴、被害関係妄想、注察妄想がつづいています。普段の活動は何もしない、他者との関わりも全くない、自閉的生活です。

このような経過の患者さんも、当院に数名ですが通院されています。受診のたびに、「幻聴がひどくて調子が悪い」と訴えられます。

こうした方のタンパク不足の所見は最重度で、食生活はパンやおにぎりなど、安くてすぐ手に入るもので済ませているので糖質過剰です。ご自分で料理もなさらず、食事に気を配ってくれるご家族もいないため、高タンパク／低糖質食の実践はなかなかできません。お金がないため、プロテインは買えませんし、ナイアシンも飲めません。八方ふさがりで打つ手がない状況です。

そこで、このような患者さんには「朝、卵5つのゆで卵をつくっておき、1日かけて食べるようにしてみてください」という指導をしました。

意外にすんなりその指導を守って、実行してくれた人もいます。その結果、「幻聴が軽くなって楽になった」との報告をしてくれました。

訪問看護の記録には「卵をたくさん食べると幻聴が軽くなる様子だ」と記録されていました。このように、「タンパク質を摂ることで良くなっている」と実感し、階段を一段ずつでも上っていくことで、良い方向に向かうのではないかと思います。

こんなにある！　プロテインの効用

話は戻りますが、やはりプロテインを買い求められる人はとにかく飲んでください。

現在、初診の患者さんには全員プロテイン服用を勧めていますので、ほとんどの方が服用を開始しています。精神的な症状で長期通院中の方にも、機会を見てプロテイン服用を推奨しています。

当院のビル1階の薬局では、月に300kgのプロテインが売れているので、当院の患者さんが毎月３００人ほど購入されているようです。

プロテインを患者さんに勧める場合、実際にプロテインを服用した患者さんからのお声と、当院での治療結果に基づいて、次の表のような効果が期待できると説明しています。

それ以外にも、期待できる効果は多数で書き切れません。

もちろんこの項目のすべてを説明するわけではなく、患者さんが最も困っている症状に焦点を当てて、プロテインの効用を説明しています。

女性には、肌の調子が良くなることを伝えると、とても反応が良いですね。プロテイン＋メガビタミンを年単位で継続すると、「マイナス10歳肌になる」と伝えています。肌がきれいになることは、つまり全身の臓器がきれいになることですので、いいことずくめなのです。

プロテインの服用で期待できる効果

- うつ病、パニック障害を含めすべての病気の回復が早まる
- 摂食障害の特効薬である
- 朝目覚めが良くなり、疲れにくくなる
- 立ちくらみ、めまいがなくなる
- 爪、髪が強くなり、綺麗になる
- 肌の調子が良くなり、化粧のノリが良くなる
- 甘いものに興味がなくなる
- ダイエットに効果があり、適正体重まで減少する
- ウエストが細くなる
- 気候変動に強くなる
- 夏バテしなくなる
- 胃腸の調子が良くなり、胃腸が強くなる
- 免疫力が向上して、風邪を引きにくくなる
- ストレスに強くなり、落ち込んでも立ち直りが早くなる
- 末梢（手足）の冷えが改善する
- 高血圧が改善する
- 糖尿病が改善する
- リウマチなどによる体内炎症を軽減する
- 甲状腺機能を正常化させる
- がんに対する抵抗力を向上させる
- ケガや手術からの回復を早める
- 妊娠時、授乳期には、胎児や新生児の成長を促す
- 貧血が改善する
- 動脈硬化が改善する
- 脳卒中、冠動脈疾患を予防する
- 頭の回転が良くなり、集中力が向上する
- 子どもの知能が改善する
- 認知症の進行を抑える
- 神経難病を改善させる
- 寿命が延びる
- 減薬しやすくなる
- メガビタミンを開始することができ、ビタミンの効果も高まる

第 2 章

分子栄養学の実践。自分で治すメガビタミン

タンパク質をしっかり摂ることができたら、次はメガビタミンです。繰り返しますが、タンパク不足の人はメガビタミンが思うように実践できません。タンパク質を十分量摂取してから、メガビタミンに進んでください。

メガビタミンにも順番があります。メガビタミンを開始する前に、まず満たす必要があるのは「鉄」です。特に女性の心身の不調には、鉄不足が影響しています。

他のビタミンは、鉄不足を解消してから摂る方が効果的ですが、メガ（大きい、たくさんの）量を摂る必要があります。ミネラルも十分量摂取する必要があり、マルチビタミンのようなものを少量摂るだけでは、意味がありません。

第2章では、なぜメガ（大きい、たくさんの）量のビタミン、十分量のミネラルが必要なのかお伝えし、摂り方のアドバイスをいたします。

鉄を満たす

うつ・パニックのほとんどが低フェリチン

私が分子栄養学を学び、実践するモチベーションになったのは、女性のうつ病やパニック障害とみられる症状の多くは、「鉄不足」によるものだということが、臨床的に確かめられたことです。鉄を投与すると、みるみる治っていかれたことから、このことを世に知らしめないといけないと思い、Facebookや本で情報発信を始めました。

これまでの著書にも詳しくまとめていますが、月経のある年代の日本女性のほとんどが、鉄不足に陥っています。

「日本は貧血大国だ」といわれていますが、実は貧血ではなくても鉄不足の人は多いのです。いわゆる「かくれ鉄不足」と呼ばれるものです。貧血の指標はヘモグロビン値ですが、これが基準値でも、体内で貯蔵されている鉄の量を表すフェリチン値が低いのです。

フェリチンとは、体の組織の細胞質に存在し、鉄と結合しているタンパク質のひとつです。鉄の満たされ具合をお金に例えると、ヘモグロビン値は財布のお金、フェリチン値は貯金です。貯金がないことには家計が維持できないのと同様に、鉄の蓄えがないと心と体の健康は維持できません。

当院でうつ・パニック障害の症状を訴える女性の多くは、このフェリチン値が著しく低いのです。「潜在性鉄欠乏症」という症状はうつと同じような症状が現れますが、おそらくうつ病と思われる人の中に、潜在性鉄欠乏症も多いと考えられますし、潜在性鉄欠乏症が原因でうつやパニック障害に至っている場合もあるでしょう。

そもそも日本女性全体のフェリチン値が低いのは問題です。病院に行くほどでなくてもだるい、おもい、つらい、イライラする、頭痛がする、元気が出ないなどの不定愁訴は、鉄不足の影響が大きいと思います。

特に月経がある時期の若い女性は、毎月血液と一緒に鉄分を排出していることになり、慢性的に深刻な鉄不足に陥っています。月経前症候群（PMS）の発症も鉄不足の悪影響があると考えます。

日本人女性の鉄不足の現状

20〜49歳の日本人女性のフェリチン値を示したものが、次の表になります。年代別のフェリチン値が示されています（鉄剤投与中の人、妊娠中の人は除外）。

女性の20〜40代のあらゆる年代で、フェリチンが30以下の人は約70％。フェリチン30以下は重度の鉄不足です。また、鉄が満たされている人、すなわちフェリチン100以上を示すのは、20代ではゼロ、その他の世代もそれに等しい少なさです。

では、当院を受診した15〜50歳の女性患者（合計217人の測定値、初診時）のフェリチン値は、どうでしょうか。

・フェリチン10以下：87人、40・1％
・フェリチン11〜30：79人、36・4％
・フェリチン31以上：51人、23・5％

やはり全国的な調査と同じく、フェリチン値が低い、つまり鉄不足であることがわかり

日本人女性（20～49歳）のフェリチン値

フェリチン	20～29歳	30～39歳	40～49歳
～10	23.5	32.7	35.7
10-30	43.4	38.8	34.4
30-50	17.1	19.0	14.9
50-100	20.8	8.2	16.9
100～	0	0.3	1.9

（平成20年厚生労働省国民健康・栄養調査より抜粋）

ます。

フェリチン値が50以下であれば、貧血の有無とは関係なく、鉄不足という診断となり、積極的な治療対象となります。

一方男性においては鉄不足は稀ですが、女性より鉄不足には極めて脆弱です。男性のフェリチン50以下は女性のフェリチン10以下に相当し、男性のフェリチン１００以下は女性のフェリチン50以下に相当するので鉄剤投与の対象となります。

鉄不足の症状は次の通りです。

・イライラしやすい、集中力低下、神経過敏、些細なことが気になる
・立ちくらみ、めまい、耳鳴り、偏頭痛
・節々の痛み（関節、筋肉）、腰痛

・喉の違和感（喉が詰まる）
・冷え性
・朝なかなか起きられない、疲れ
・出血（アザ）、コラーゲン劣化（肌、髪、爪、シミ）、ニキビ、肌荒れ
・不妊
・レストレスレッグス症候群（RLS＝むずむず脚症候群）
・やたらと氷をガリガリ食べる

海外では鉄不足の人が少ない理由

厚生労働省の日本人の鉄摂取量は、60年以上前の1950年から、約6分の1に減少しています。一方、先進国の中でも特に欧米の女性は、日本女性のような鉄不足による貧血に悩む人はほとんどいません。欧米では、鉄分を多く含む肉を日本人の3倍ほど食べますし、あらかじめ小麦粉に鉄を添加するなど、鉄不足対策が行われています。

1800年代後半から1900年代前半にかけて、糖質精製技術の普及により、全米

ではビタミン不足、ミネラル不足が深刻化していました。鉄欠乏性貧血の増加や、トウモロコシを主食とする米国南部ではペラグラ（重度のナイアシン欠乏症）も増加していました。ペラグラは統合失調症と症状が似ているため、６００㎎のナイアシン投与に反応するか否かで診断されました。ナイアシン投与によって反応するようであれば、ペラグラであると診断されます。

１９４２年、米国保険局は、「全米に流通するすべての小麦粉にビタミンＢ１、ビタミンＢ２、ナイアシン、葉酸、鉄を添加することを義務付ける」という画期的な決定をしました。

その結果、鉄欠乏性貧血は激減し、ペラグラも激減しました。現在は、他の欧州諸国も米国政府と同じような対策を行っています。

一方、日本ではそのような対策は全く行われていません。日本で消費される小麦粉の90%以上は輸入されていますが、その小麦には鉄は入っていません。

これが日本人女性にのみ鉄不足が多い理由です。

したがって、欧米のオーソモレキュラー本では、欧米では鉄不足はないことが当たり前であるという前提で話が進みます。

「ほうれん草やプルーン、ヒジキを食べて鉄を摂ろう」などといわれていますが、ほうれん草やプルーン、ヒジキに含まれる非ヘム鉄は、肉や魚に含まれるヘム鉄の10分の1と著しく低いのです。ほうれん草だけで必要な鉄を摂取するためには、毎日バケツ4杯以上の量を食べなくてはならない計算になります。

また、非ヘム鉄は、腸管から吸収される際に、野菜などに含まれる食物繊維や、玄米に含まれるフィチン酸、コーヒーやお茶に含まれるタンニンなどの作用で、吸収が阻害されます。胃壁や腸管が荒れやすいともいわれます。

一方、肉や魚に含まれるヘム鉄は、鉄イオンがポルフィリン環というものに囲まれているため、食物繊維やタンニンなどからの吸収阻害を受けにくく、また胃壁や腸管を荒らしにくいという特徴があります。さらに、ヘムオキシゲナーゼという酵素が吸収量を調節してくれますので、鉄の過剰摂取にもなりにくいというメリットもあります。

したがって、食品に含まれる鉄を意識するなら、断然ヘム鉄です。ただし、詳細は後述しますが、サプリメントのヘム鉄は非効率ですので、私はキレート鉄を勧めています。

貧血予防だけではない！　鉄の重要性

血液の赤血球を合成するのが鉄の役割のひとつですが、鉄にはそれ以外にも、生命活動の根幹に関わる大切な役割があります。

鉄は神経伝達物質であるセロトニン、ドーパミン作成の際の補因子です。うつ病が起こるのは、神経伝達物質であるセロトニンやドーパミン、ノルアドレナリンの減少が一因とされています。セロトニンは心を安定させ、ノルアドレナリンはやる気をつくり、ドーパミンは快楽をつくる作用に関わります。

鉄はこうした神経伝達物質をつくる際に必要なのです。これらの神経伝達物質の不足がうつ病の原因であるという「モノアミン仮説」に対応した向精神薬もあります。

また、鉄は体内で発生する活性酸素を除去する役割もあります。

体内で発生する活性酸素は、細胞を酸化させることで、老化やがん、慢性疾患など、いろいろな病気を引き起こす原因になるといわれています。もちろん、活性酸素は体の中で良い働きもありますが、やはり増えすぎるのは良くありません。

鉄は、増えすぎた活性酸素から身を守るための強力な抗酸化物質・カタラーゼという酵素が素早く働くために、なくてはならない役割を持っています。

さらに重要なのが、エネルギー代謝の最終段階（エネルギーをつくり出す細胞内の小器官の内膜で進行する「電子伝達系」）に、鉄が用いられることです。

電子伝達系は、最も大量のエネルギーをつくり出すエネルギー代謝回路です。このエネルギー代謝のメカニズムは重要ですので、後ほど詳しくご説明します。

鉄の働きから、鉄過剰症問題を斬る

健康な人の体の中には、大体3〜4gの鉄があります。そのうち3分の2程度が、ヘモグロビンと結合した状態のヘム鉄です。あとの3分の1は、フェリチンなどのタンパク質と結合した貯蔵鉄です。

食事の中に含まれる鉄の多くは三価鉄（Fe3+）（電子を3つ失ったイオンの状態の鉄＝非ヘム鉄）ですが、多くは胃酸で還元されて二価鉄（Fe2+）となり、十二指腸から吸収されて、毛細血管に入り、そこでトランスフェリンというタンパク質と結合します。トランスフェリンとは、血液中で鉄を運ぶためのタンパク質です。

また一部の鉄は、トランスフェリンに運ばれて赤芽球という赤血球に育つ前の血液細胞に取り込まれます。

そして残りの鉄は、肝臓や脾臓に運ばれて、フェリチンとして蓄えられます。

鉄は反応性が高いので、二価鉄や三価鉄といった遊離イオンの状態で体内に放置されるということはなく、トランスフェリンと結合しています。遊離した鉄イオンには毒性がありますが、トランスフェリンやフェリチンなどのタンパク質と結合した状態であれば毒性はありません。

こうした体内での鉄の動きを踏まえて、鉄過剰症の問題について述べていきます。

医学の教科書には、鉄が過剰だと細胞毒になると記載されています。先の「遊離した鉄イオン（毒性がある）の過剰」が起きるのは、鉄剤静脈注射（フェジン静注）をした場合です。

鉄剤注射は、重度の貧血と診断されたときに接種されます。例えば、妊婦、スポーツ貧血になりがちなアスリートなどです。陸上長距離選手に対して、競技力向上のために長年にわたって頻回注射されていたことが大問題になったことは、ご記憶の方も多いと思います。

当院で鉄剤注射を行うのは、最も重度の鉄不足の場合で、最初に１回限りです。鉄過剰症を恐れるなというスタンスの私ですら、鉄剤注射については警告いたします。なぜなら、鉄剤注射はタンパク質に結合していない遊離した裸の鉄イオンを、そのまま血中に投与することになるからです。

先ほど述べたように、食事や薬、サプリメントなどの形で口から入った鉄は、消化吸収の過程で、タンパク質と結合しますから問題ありません。しかし、体内に遊離した鉄イオンが過剰になると、酸素と反応しやすい鉄イオンが「フェントン反応」を引き起こしてしまう恐れがあるのです。

フェントン反応が起きると、過酸化水素が、鉄イオンや銅イオンの触媒作用により、活性酸素のひとつであるヒドロキシラジカルという猛毒に変化してしまいます。この猛毒が、DNA、細胞膜、ミトコンドリアを酸化し、生体内の分子を傷つけることで、がんの原因にもなります。

産婦人科で妊婦さんの貧血を改善するためとして、鉄剤注射を繰り返すことがありますが、これは寿命を縮める行為ですので即刻やめるべきです。

「鉄はキケン」とあおる医師の無知

では、経口投与では鉄過剰症になるでしょうか。

先に述べたように、経口から投与された鉄は、必要量だけがトランスフェリンと結合して吸収されます。その他の不要な鉄は便と一緒に排出されてしまいます。鉄剤の経口投与による遊離鉄イオンの過剰は、理論的にはあり得ないということになります。

では、タンパク質と結合した鉄が、増えすぎることはあるのでしょうか。

日々肉を積極的に食べている男性に、漫然と何年もの間、大量の鉄剤を経口投与していたら、タンパク質と結合した鉄の量を表すフェリチン値が上がりすぎることはあるかもしれませんが、これまで4000人以上に鉄を投与してきて、鉄過剰症になった方は一人もいません。

フェリチン値の上昇のことでいえば、がん、肝障害、心筋梗塞、急性の感染症など、ひどい炎症が起こっている場合に、細胞内の（ミトコンドリア膜にある）鉄が血中に放出されるため、鉄の貯蔵量とは無関係にフェリチン値が異常に上がることがあります。このような病気を抱えた人は、他の身体状態も悪い方ですから、当院のような精神科ではほぼ見かけません。鉄不足の指標とは異なる異常値です。この問題を楯にして「フェリチン上昇は危ない」というのは見当違いです。

こうしたひどい炎症を伴う病気の場合も、いったん症状を治める治療を受けた後で、分子栄養療法に取り組むことをお勧めします。

いずれにせよ、ひどい鉄不足に陥っている日本人女性や、男性でも低フェリチンゆえにうつ傾向にある場合は、経口投与である限り、鉄過剰症の心配はありません。鉄過剰症の不安をあおることは、鉄摂取の妨げになりますので、かえって害になる情報だと私は繰り返し訴えています。

私の本を読んでかかりつけ医に鉄不足の相談をした方は、「貧血でもないのに鉄剤など飲む必要はない。鉄過剰が心配だ」と相手にしてくれなかったそうです。

日本の医学知識は欧米から輸入しているため、鉄の摂りすぎによる鉄過剰症の懸念ばかり広めています。欧米の医学書では亜鉛やマグネシウム不足対策が優先され、鉄不足は後回しです。あちらは鉄不足が少ないことから、優先順位が低いのです。

医師のほとんどはこのような教科書に基づいて、鉄過剰症の懸念ばかりを教えられているので、鉄＝危険という考え方を頭に刷り込まれています。

欧米ではフェリチン値が１００に届かないと鉄不足という診断になります。しかし、日本人女性では、20〜49歳の98%がフェリチン値１００に満たないのですから、懸念すべきは「鉄過剰」ではなく、「鉄不足」の方なのです。

フェリチン値が上がらない人への指導

フェリチン値が思うように上がらない患者さんには、高タンパク／低糖質食を、さらに徹底するように指導します。少食の女性に「旦那さんよりお肉をたくさん食べてください」というと「それは無理です」といわれてしまいますが、プロテインを飲むことでサポートできます。

タンパク質を摂れるようになったら、キレート鉄フェロケルを飲んでください。ヘム鉄のサプリは効果が乏しいので、当院ではお勧めしていません。

これらの策で解決しない場合は、婦人科治療を依頼します。月経過多の場合は、人によっては月経を止める治療（ホルモン治療、低用量ピルなど）が必要になる場合もあります。

ビタミンＥ（ｄ－α－トコフェロール）４００〜８００ＩＵを飲んでもらうことで、プロゲステロンとエストロゲンのバランスを整えて、月経の経血量を減らすことができます。月経痛のある人や、月経の重い人には、そのようにアドバイスしています。

フェリチン値が上がらない場合には、他の出血性疾患、消耗性疾患も考えられますが、基本的に当院に来られるような方は、精神科以外は元気な方が多いですので、ケースとしてはあまり見られません。

女性は妊娠・出産後に鉄不足がひどくなる傾向があります。妊娠中を通じて子どもに鉄が移行するためです。菜食主義者、炭水化物依存症の場合、特に鉄不足が顕著であり、多くの症例ではタンパク不足も併せ持っています。タンパク不足は、BUN（尿素窒素）が10以下の場合です。

どのような疾患の患者さんでも、共通する目標は、フェリチン値100です。指導後、初診から3か月後に再検査をして、以後は半年ごとに検査をします。

鉄サプリの吸収を高めるためには、ビタミンCを一緒に飲むことをお勧めします。反対に、ビタミンEと一緒に飲むと鉄の吸収が阻害されますので、ビタミンEのサプリメントを利用する際は、8時間は空けてください。お茶やコーヒーと一緒に飲むのも吸収を妨げます。

ＡＴＰを増やす

エネルギー代謝の目的はＡＴＰをつくること

第1章で、生体のホメオスタシスを保つことが「健康に生きる」ということであると、述べました。ホメオスタシスを維持するための、生きるためのエネルギーは、エネルギー代謝によってつくられます。

さまざまな生命活動を支えるエネルギーとなるもの、それが「アデノシン三リン酸」です。それは、アデノシンという成分に3つのリン酸が結合した小さな物質です。英語のadenosine tri-phosphateを略してＡＴＰ（エー・ティー・ピー）と呼ばれます。

ＡＴＰは生体内のエネルギーを貯蔵したり、供給したり、運搬を仲介したりするとても重要な物質であることから、生きるための「エネルギー通貨」とも呼ばれます。ＡＴＰがないと人間は動くことができませんから、機械を動かす電気にも例えられます。

体を動かすにも、頭を使うにも、呼吸をするにも、心臓を動かすにも、食物を消化吸収するにも、各種ホルモンを合成するにも、ATPが必要です。そしてもちろん、タンパク質を合成するためにも、ATPが必要です。

第1章で人が生きるためにはタンパク質を合成しつづけなくてはならないと述べましたが、それと同じく、生きるためにはATPをつくりつづけなくてはなりません。「ATPが十分ある＝元気に過ごせる」ということです。生体のエネルギー代謝の目的は、必要に応じてこのATPをつくり出すことです。

食事から得た糖や脂肪が持つエネルギーは、ATPという分子に変換されて、はじめて使えるということになります。

一方、ATP不足は、慢性疾患などの病気をもたらします。ATPがさらに不足すれば、電気がなくなるわけですので、動けなくなり死に至る、ということになります。現代の質的栄養失調は、「糖質過多＋タンパク不足＋ビタミン不足＋ミネラル不足（鉄を含む）」に原因があると考えられます。このような食事をつづけることで、エネルギー代謝がうまくいかなくなり、エネルギー不足になります。それがすなわち、ATP不足なのです。

ＡＴＰはどのようにつくられるのか

ＡＴＰがつくられるエネルギー代謝は、これまでの著書でも解説してきましたが、とても重要ですので、少し難しい内容ですが本書でも説明いたします。

このＡＴＰは、細胞の大部分を占める細胞質と、その中にあるミトコンドリアという小器官でつくられます。

エネルギーは糖や脂質からつくられるのはご存じですよね。もう少し細かく分解されると、それぞれ「グルコース（ブドウ糖）」「脂肪酸」となります。どの材料が使われるかどうかで、そのエネルギー代謝の経路が異なります。

どのような代謝経路があるかというと、次の３つです。

「解糖系」
「クエン酸回路」（別名ＴＣＡ回路）
「電子伝達系」

これを踏まえて、エネルギー代謝について見ていきましょう。

【解糖系】＝嫌気性解糖

では最初に、グルコース（ブドウ糖）が材料となる解糖系です。

グルコース（ブドウ糖）は、細胞の細胞質でピルビン酸、乳酸などの有機酸に分解されます。グルコース1個からピルビン酸は2個つくられます。ピルビン酸こそがエネルギー代謝に必要な物質なのですが、ピルビン酸ができるまでには10回も化学反応が必要になります。この代謝で大量のビタミン、ミネラルが消費されます。

そんなに大変な反応を繰り返した割には、グルコース1個からつくられるATPは4個で、このうち2個はこの代謝過程で消費されるので、最終的に「ATPは2個」つくられることになります。こんなにがんばっても、たったの2個です。

大変効率が悪いと感じますが、この解糖系は生物にとって最も原始的なエネルギー代謝なのです。この代謝は酸素が不要です。太古の昔、まだ地球上に酸素が少なかった時代の生物は、酸素がなくてもエネルギーをつくり出していました。酸素が〝嫌い〟でもできるこの代謝は「嫌気性解糖」と呼ばれます。この解糖系で分解されたピルビン酸を次の段階となるクエン酸回路と電子伝達系の代謝回路に入れてあげることが大切です。そうすると、もっとたくさんのＡＴＰがつくられます。

ミトコンドリアにおける【クエン酸回路】＋【電子伝達系】＝好気性代謝

解糖系によって得られたピルビン酸は、細胞質の中にあるミトコンドリアという小器官内に入り、アセチルＣｏＡという化合物になり、クエン酸回路に入ります。

このピルビン酸が、アセチルＣｏＡに変わるときに必要となる酵素はピルビン酸デヒドロゲナーゼで、その補酵素となるのが、ビタミンＢ１とＢ２、ナイアシン（ビタミンＢ３）、パントテン酸（Ｂ５）、αリポ酸です。

さて、クエン酸回路が１回転するあいだに、ＡＴＰは２個つくられます。この際の補酵素、補因子は、ビタミンＢ群と鉄とマグネシウムになります。

そして代謝の最終段階となる電子伝達系では、解糖系やクエン酸回路で生じた「ＮＡＤＨ」や「ＦＡＤＨ２」の力を利用して、さらにＡＴＰをつくります。ＮＡＤＨはナイアシンから、FADH2はビタミンB2から誘導されます。この電子伝達系では酸素が使われますので、酸素が〝好き〟な好気性代謝と呼ばれます。この代謝によって、グルコース1分子から「ATPは38個」もつくられることから、効率がとてもいいということになります。電子伝達系には鉄が不可欠であることを忘れないでください。

脂肪酸が材料となる代謝は効率がいい

脂質が分解されてできるのが脂肪酸で、β酸化と呼ばれています。その脂肪酸が材料となるエネルギー代謝の場合には、脂肪酸からアセチルCoAがつくられ、直接ミトコンドリアのクエン酸回路と電子伝達系の好気性代謝に入ります。

この場合、脂肪酸の炭素数が16あるもの（＝パルミチン酸：ラードなどに多く含まれる）の場合は、クエン酸回路＋電子伝達系で、「ATPは129個」もできます。

グルコースが原料の場合は「ATPは38個」が最大量でしたから、脂肪酸はグルコースに比べて非常に高エネルギーであることがわかるでしょう。

これを踏まえて、ATPをたくさん増やせる理想のエネルギー代謝へご自分の体を変えていくことが大切です。そのためのステップは、２つあります。

ステップ１　糖質を好気性解糖で完全燃焼させる

最も重要なことは、糖質の嫌気性解糖主導の代謝から好気性代謝に変えることです。つまり、摂取した糖質を好気性代謝で完全燃焼させることが最重要なのです。

糖質をたくさん摂ってしまった場合は、糖質代謝にビタミン、ミネラルが浪費されて好気性代謝の方に入れなくなります。

嫌気性解糖で得られるＡＴＰは２個ですが、乳酸を再度グルコースに変換するコリ回路という代謝でＡＴＰが６個消費され、結果的にマイナスＡＴＰとなります。糖質を好気性解糖で完全燃焼させるためには、糖質摂取の絶対量を減らすこと、そしてピルビン酸デヒドロゲナーゼの補酵素を補給することです。

この補酵素が、ビタミンＢ1、ビタミンＢ2、ナイアシン、ビタミンＢ5（パントテン酸）、αリポ酸などになります。つまり、ビタミンＢ群の補給が欠かせません。

また、好気性代謝が行われるミトコンドリアはタンパク質そのものですから、タンパク

エネルギー代謝（グルコースと脂肪酸が材料の場合）

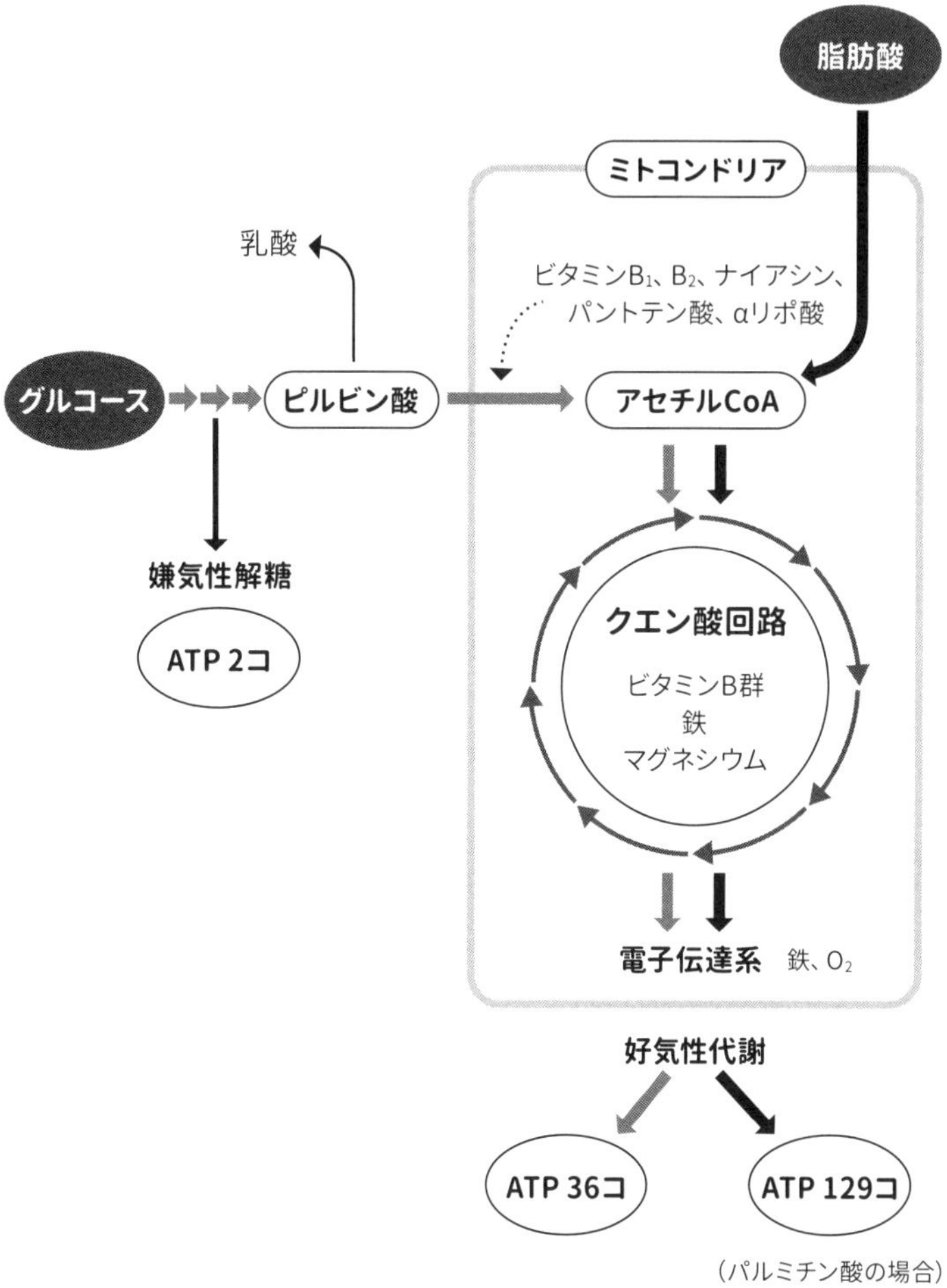

質が不足しているとミトコンドリア機能が低下して、好気性代謝の機能が低下します。

先に述べましたが、電子伝達系には鉄が必須なので、鉄不足があると好気性代謝機能が低下します。

ステップ２　脂肪酸代謝（ケトン体代謝）に変えていく

糖質を完全燃焼できるようになった後に、脂肪酸を燃焼させるケトン体代謝に徐々に変えていくことを目指しましょう。

糖質摂取を減らして、脂肪酸摂取を増やしていくのです。

そのためには、食事に肉、卵、チーズ、バター、ラード、生クリーム、ＭＣＴオイルなどを増やしていきます。とはいえ、タンパク質と鉄が不足している女性の場合は、いきなり脂肪酸燃焼代謝に変えることは困難です。

脂肪酸燃焼代謝に変えるためには、ＢＵＮ15、フェリチン50程度は必要となります。理想値はＢＵＮ20以上、フェリチン１００以上です。

このようにエネルギー代謝は、以上の２つのステップで理解することが重要です。

メガビタミン①
ＡＴＰセット

ＡＴＰブースト（激増）サプリメント４点セット

そこで、生きるためのエネルギーＡＴＰを量産するための補酵素、補因子として有用なビタミン・ミネラルの組み合わせが**ＡＴＰブースト（激増）サプリメント４点セット**（以降、ＡＴＰセットと表記）です。

これがメガビタミンのスタートセットであり、基本セットになります。

〈ＡＴＰセット１日の摂取目安〉

・鉄：Ｎｏｗアイアン36㎎（キレート鉄）、必要量約１００㎎

・ビタミンＢ：Ｂ50コンプレックス、必要量１００～３００㎎
・ビタミンＣ：Ｃ１０００、必要量３０００～９０００㎎
・ビタミンＥ：Ｅ４００（d－α－トコフェロール含有）、必要量４００～８００ＩＵ

各栄養素が代謝に必要な理由は、以下のようになります。

・鉄

電子伝達系の最終段階に鉄が必要です。鉄が不足すると、電子伝達系の機能やクエン酸回路機能が低下し、ＡＴＰも少なくなります。

・ビタミンＢ

ビタミンＢ不足（特にＢ１不足）では、ピルビン酸がアセチルＣｏＡに代謝されず、クエン酸回路機能が低下します。

・ビタミンC

脂肪酸をミトコンドリアに取り込む際に必要な、カルニチンを合成する補酵素として働きます。

・ビタミンE

E不足があると、呼吸で得た酸素の43％が不飽和脂肪酸の自動酸化のために浪費されてしまいます。酸素は本来、ミトコンドリア内膜にある電子伝達系で用いられるものです。つまり、酸素不足になると「好気性解糖」ができなくなります。

不飽和脂肪酸の自動酸化が起これば、そこで酸素が浪費されてしまいます。その結果、血液粘度が増加して血流障害を引き起こします。

それと同時に、細胞膜やミトコンドリア膜などの生体膜にある不飽和脂肪酸も自動酸化してしまうことにより、酸素、ビタミン、ミネラルの吸収障害を引き起こすことになります。つまりビタミンEがあれば、酸素、ビタミン、ミネラルがミトコンドリア内に取り込みやすくなるのです。ビタミンEはB、Cの効果を強める働きがあるということです。

実際、B＋Cよりも、それにEを追加する方が患者さんの改善の効果が実感できます。

B＋Cの効果が2倍になるイメージです。

鉄・ビタミン類はこのように4点セットを基本として摂っていただくことをお勧めしますが、必要度の順番をあえてつけるとすれば、鉄（特に女性）、ビタミンB群、ビタミンC、そのうえで、ビタミンE、ということになります。

男女別メガビタミンの始め方

〈男性　15歳以上〉

当院の初診時は、プロテイン規定量1日20g（60cc）×2回＋ビタミンB50＋ビタミンC1000＋ビタミンE400で開始。多くの男性のタンパク不足は軽度〜中等度なので、規定量のプロテイン量を飲めない方は皆無。ビタミンB、ビタミンC、ビタミンEも普通に飲めます。ほとんどの男性では鉄は不要です。

〈女性　15歳以上〉

当院の初診時は、プロテイン1日20g（60cc）×2回で開始。胃がムカムカしたり、お

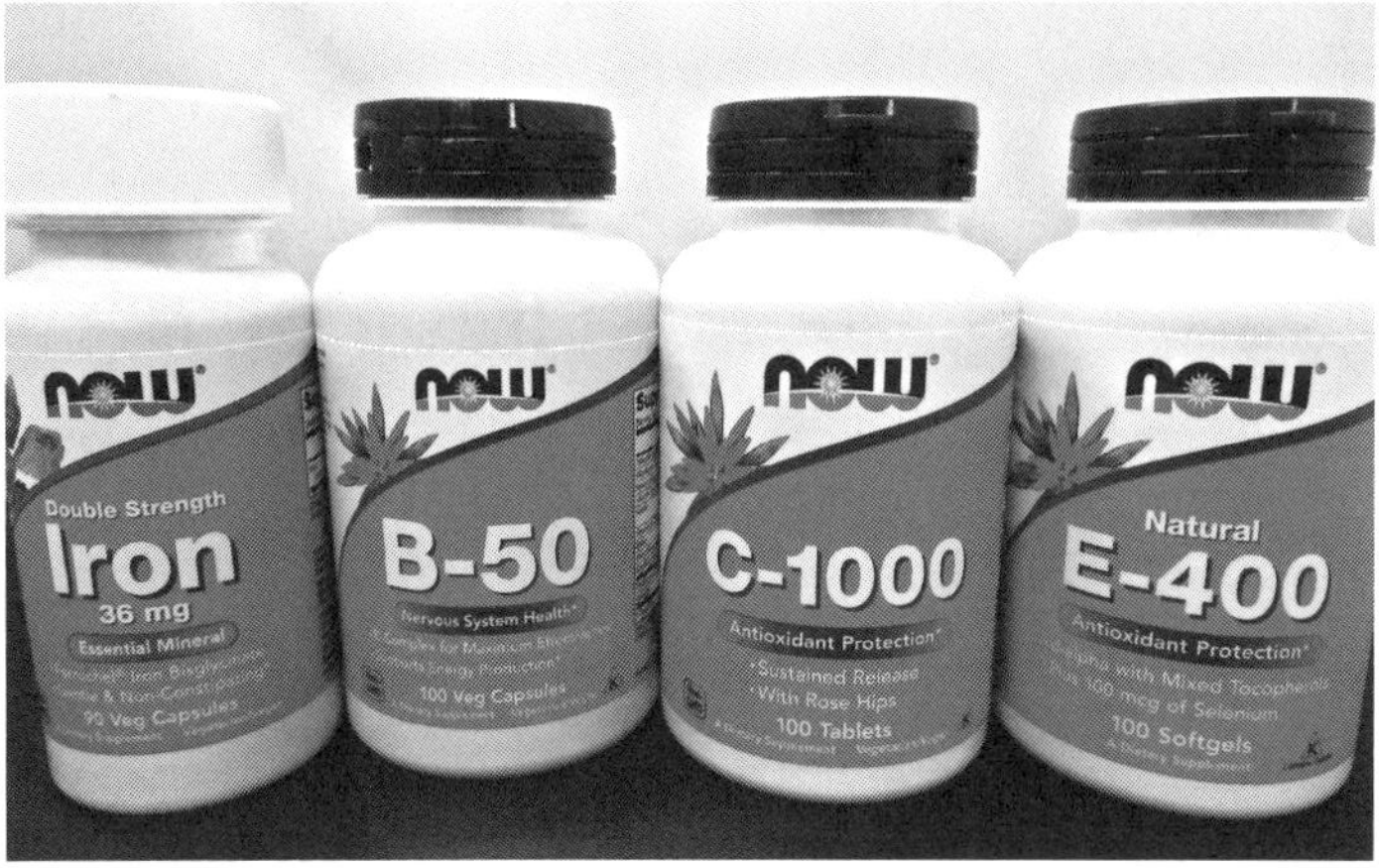

ATPセット（左からNowのアイアン36mg、B50コンプレックス、C1000、E400：d－α－トコフェロール含有）

腹がゆるくなったりするようなら、５g（15cc）×３回に減量するよう指導。

１週間後にプロテイン20g×２回を飲めていれば、軽度〜中等度のタンパク不足とみなし、ATPセット（鉄、ビタミンB、ビタミンC、ビタミンE）を開始。

規定量のプロテインを飲めない人は重度〜最重度のタンパク不足とみなしますので、プロテインを規定量飲めることを最優先し、それまでATPセットは開始しません。ただし、鉄とビタミンCだけでも飲めるようでしたら始めます。それも飲めないようならプロテインのみで継続します。

メガビタミン②
メガ量のビタミンが必要な理由

普通の食事だけでは質的栄養失調になる

ほとんど人の食事では、食事内容をどのように工夫しても、必要な十分量の栄養素を摂取できていません。欧米オーソモレキュラーでは、これまで数多くの研究により、栄養不足により病気が発症しても、十分量の栄養を補給することにより病気を改善させることができると、明らかにしています。

糖質は栄養素ではありません。むしろ「栄養ドロボー」です。体内では糖質を代謝するために必要な主酵素＋補酵素（補因子）となるタンパク質、ビタミン、ミネラルを浪費します。

栄養素と呼べるのは、タンパク質（必須アミノ酸）＋必須脂肪酸＋ビタミン＋ミネラルです。

サプリメント必要量に個体差がある理由――確率的親和力

人が必要とするビタミンの量は、先天的に決まっています。同じ量のビタミンを摂っていても、それをどれだけ有益に活用できるかどうかは、個体差があるということです。日露戦争時の歴史エピソードはご存じの方も多いでしょう。日本陸軍では兵士に白米ばかりを食べさせたせいで、ビタミンB1不足を引き起こし、大量の脚気患者が出ました。しかし、全員が脚気になったわけではありません。同じものを食べていたにも関わらず、脚気となり死亡した人、脚気となったが死には至らなかった人、脚気にならなかった人がいます。

これは遺伝子の違い、つまり個体差があるということです。同じ物を食べていても質的栄養失調（この場合は脚気）を引き起こしやすい人と、引き起こしにくい人がいます。

人はそれぞれ顔や体型が異なりますが、それは遺伝子が異なるからです、遺伝子が異なるということは、代謝酵素のカタチ（立体構造）も異なります。

エネルギー代謝のときに、ビタミンＢ１は補酵素として働きます。代謝酵素と補酵素（ビタミンＢ1）が結合して、その働きが発揮されます。

結合とは、カギとカギ穴のようなものだとイメージしてください。そのカギとカギ穴の形が良くて全部マッチすれば、代謝酵素と補酵素が結合して、代謝がスムーズに行われるということになります。

この結合する確率のことを、「確率的親和力」といいます。

すべて結合する場合は「確率的親和力＝１」となります。

代謝酵素の形が少し悪くて、２回に１回しか結合できない場合は「確率的親和力＝０・５」となります。さらに形が悪くて、10回に１回しか結合できない場合は「確率的親和力＝０・１」となります。

遺伝子が異なるせいで、代謝酵素の形が異なる。そのせいで補酵素となる「ビタミンが結合する割合」が変わってくるというわけです。

確率的親和力＝０・１では、エネルギー代謝がスムーズにいきません。質的栄養失調の状態だといえます。

では、どうすればいいのでしょうか。補酵素であるB1の濃度を10倍にすればよいのです。つまり、ビタミンB1を多く摂取するということです。そうすれば代謝がスムーズになります。

このことを三石先生の分子栄養学では、「パーフェクトコーディング理論」といいます。脚気で亡くなったり、重症になった兵士は、この確率的親和力が低かったことが一因だといえます。脚気にならなかった人は、確率的親和力が高かったということです。

確率的親和力を血液検査などで調べることはできません。しかし、両親や祖父母が90歳前後などと長命の家系であれば、ゆるい糖質制限であったり、ビタミン量摂取量が少なかったりしても、ある程度の長寿は見込みがあるでしょう。

しっかり栄養療法を実践すれば、100歳まで元気でいられるかもしれません。

一方、糖尿病家系、がん家系の人などでは、若いうちから積極的に高タンパク/低糖質食+鉄+メガビタミンを実践すれば、病を避けることができます。

つまり、家系に病気がある人は、先天的に病気のリスクがあるのではなく、先天的にビタミンをメガ量必要とする体質である、と捉え直せばよいのです。

なぜメガ量のビタミンが必要なのか

確率的親和力が高い人というは、さほど多くないと考えます。エイブラム・ホッファーの『Orthomolecular Medicine for Everyone』によると、ほとんどの女性は血中ビタミンＢ濃度が低く、特に、Ｂ６、葉酸、ビタミンＣ濃度が低いということです。

ビタミンＥの服用により心血管病変は40％減らすことができます。ビタミンＣ５００㎎服用により、心疾患の死亡率は42％減少し、すべての病気による死亡率を35％減少できます。

サプリメント服用により、動脈硬化のリスクを高める血中ホモシステイン値を下げ、炎症反応（ＣＲＰ）を下げ、中性脂肪を下げ、ＨＤＬコレステロールを上昇させることができる、とあります。

脳においては、ビタミンＣ、ナイアシン濃度と脳のレセプター機能（脳の働き）との間には大きな相関があるということです。

また、人はビタミンＣ合成能力を失っています。ナイアシン合成能力も失いつつあります。１㎎のナイアシンは60㎎のＬ－トリプトファンから体内で合成されますが、非常に効率が悪いのです。

確率的親和力が仮に高いとしても、多くのビタミンが必要であるという理由には枚挙にいとまがありません。

ビタミンがメガ量必要な理由がおわかりいただけたでしょうか。ちなみに、メガビタミンはあっても、メガミネラルという考え方はありません。ミネラルの場合は確率的親和力のような問題はありませんので、必要量を摂っていれば大丈夫です。

長期の質的栄養失調がビタミン依存症を招く

極めて高用量のビタミンがないと代謝が進まない場合を「ビタミン依存症」といいます。ビタミンの必要量は、加齢により増え、心理状態によって増え、ストレスにより増えます。長期間においてビタミン不足や栄養失調状態がつづくと、治療においては極めて高用量のビタミンが必要となることがあります。

つまり、ビタミン依存症が後天的に起こるのです。ビタミン依存症になると、通常の100～1000倍の量のビタミンが必要となります。

ビタミン依存症は、先天的な部分も大きいのは確かですが、加齢、食事内容、服薬、疾病の合併によっても引き起こされます。

第二次大戦中捕虜収容所にて栄養失調となった兵士は、その治療のためには３０００mgという極めて高用量のナイアシン（ビタミンＢ３）投与が必要でした。慢性的なナイアシン不足の疾患を「ペラグラ」といいます。ペラグラとは、ナイアシン不足が引き起こしたナイアシン依存症であったということになります。

子どもはどう変化するのか

普通の食事を食べていても勉強が得意な子どもは、相対的に栄養不足が軽いといえます。

一方、普通の食事を食べていても勉強が苦手な子どもは、栄養不足が重いといえます。

つまり、勉強が苦手な子は、プロテイン＋サプリで栄養素を補給すれば、成績が上がる、ということになります。実際に1年程度継続したお子さんの中には、ＩＱ20程度（偏差値10程度）は簡単に上がった人もいます。

「集中力が向上した」「根気強くなった」「言語理解が高まった」「漢字を覚えるようにな

った」「数学の成績が急上昇した」などの母親の声を多数いただきました。

では、勉強ができる子がプロテイン＋サプリを併用すると、「相対的に栄養不足が軽い→栄養不足が解消する→さらに成績が良くなる」ということになります。

偏差値が65から79まで上がった高校生もいます。

子どものサプリメント量の目安（1日量）

当院ではお子さんの発達障害や起立性調節障害などの治療を行うことも増えてきました。

「子どもがサプリメントを飲んでもいいですか？」と聞かれますが、もちろん大丈夫です。

・ビタミンC（C1000）

10歳までは年齢×1gが1日の上限です。3歳なら3g、5歳なら5gがそれぞれ上限になります。水溶性ビタミンなので1日2〜3回に分けて服用してください。お腹がゆるくなるようであれば、量を減らしてください。

・ビタミンＢ（Ｂ50コンプレックス）

過量投与による副作用はありません。水溶性ビタミンなので1日2〜3回に分けて服用してください。１日2〜6錠が目安です。

・ビタミンＥ（Ｅ４００）

過量投与による副作用はありません。脂溶性ビタミンなので1日1回服用してください。1日、４００ＩＵを1〜2錠が目安です。鉄を服用する場合は、鉄とは8時間空けます。

・ナイアシンアミド

6歳までは、５００㎎×3錠、7歳以上は、５００㎎×6錠が目安です。水溶性ビタミンなので1日2〜3回に分けて服用してください。吐き気が出たら量を減らしてください。

・キレート鉄

Ｎｏｗアイアン36㎎×1〜2錠。またはアドバンストフェロケル27㎎×2〜3錠。ビタミンＥとは8時間空けます。処方薬の鉄の場合は、子どもにはインクレミンシロップ10

㎖（鉄60㎎）、中学生以上はフェルム1錠を処方します（鉄100㎎）。

大人はどう変化するのか

普通の食事を食べていて病気にならない人の場合は、相対的に栄養不足が軽いということになります。長寿家系の人など、体質として栄養不足になりにくい人もいます。

一方、普通の食事を食べていて病気になる人の場合は、栄養不足が重いといえます。短命家系の人などがそうです。

つまり、病気になった人は、プロテイン＋サプリで栄養素を補給すれば、栄養不足が解消し、病気が改善する、ということになります。

病気があったとしても、生命予後が改善する、例えば「5年生存率が向上する」ということになります。

では、普通の食事で病気にならない人がプロテイン＋サプリを併用すると、どうなるでしょうか。栄養不足が解消し、「10年程度寿命が延びる」ということになります。ご参考までに、欧米オーソモレキュラー本では、メガビタミンにおいて健康維持のためにどれだけのビタミン・ミネラルが必要か述べられていますので、その「最低量」を示しておきます。

〈ビタミン、ミネラルの1日最低必要量〉

ビタミンB1　25mg
ビタミンB2　25mg
ビタミンB3　300mg
ビタミンB6　25mg
葉酸　2000mcg
ビタミンB12　500mcg
ビタミンC　2000mg
ビタミンD3　1500IU＊
ビタミンE　200IU＊
亜鉛　25mg
マグネシウム　500mg

セレン　２００mcg
クロム　２００mcg

＊ＩＵ：国際単位（International Unit）の略

これだけの量を食事だけで摂取するのは、とうてい無理です。また水溶性ビタミンの必要量の個体差は１００倍で、脂溶性ビタミンの必要量の個体差は10倍です。人によっても必要量は大きく変わります。したがって、サプリメントはどうしても必要なのです。

メガビタミン③ 慢性疾患を治す

【アドオンセット】が粘膜や皮膚を強化する

基本の高タンパク／低糖質食＋プロテイン＋ＡＴＰセットをつづけることができている方で、さらに健康維持や病気予防を強化したい人にご提案する組み合わせがあります。

それが、**アド（ＡＤ）オンセット＝ビタミンＡ＋ビタミンＤ＋セレン**です。

粘膜や皮膚を強くする脂溶性ビタミンと、がん予防にも使われるミネラルのセレンを組み合わせたものです。ＡＴＰセットに加えてアドオンセットまで実践できれば、健康維持と病気予防には最強だといえるでしょう。

〈アド（AD）オンセット1日の摂取目安〉

・ビタミンA：25000IU（＊妊婦は10000IUまで）
・ビタミンD：10000IU
・セレン：200mcg

＊IUとは：国際単位（International Unit）の略。脂溶性ビタミン（ビタミンA、D、E）などに使用されます。mgに換算すると次の容量になります。

ビタミンA：1IU＝0・33mcg
ビタミンD：1IU＝0・025mcg
ベータカロテン（消化吸収率を考慮しない場合）：1IU＝0・6mcg
ベータカロテン（消化吸収率を考慮した場合）：1IU＝1・8mcg
天然ビタミンE：1IU＝0・67mg

この3つのサプリメントは、他のサプリとの組み合わせで注意事項は特にありません。一緒に飲んでいただいて結構です。

アドオンセットは脂溶性ビタミンを増やすことで、粘膜や皮膚を強化する作用があります。したがって、気管支喘息、花粉症、アトピー性皮膚炎などの改善を目的とする方にもお勧めです。インフルエンザなどの気道感染症の予防にも効果があります。

・ビタミンA

呼吸器、粘膜、皮膚、髪の毛、爪などの免疫や回復に関係しています。粘膜上皮から生じるがん予防に対しても重要なビタミンです。不足すると夜盲症になる事が知られています。ビタミンAを高用量で摂るには高タンパク食が必須となります。

三石理論によると、ビタミンA不足は胃がんの原因になっているということです。ビタミンAはタンパク不足の人は発疹などの副作用が出ることがあります。また、妊婦は10000IU程度にとどめるべきとされていますので注意してください。

・ビタミンD

骨粗鬆症対策としての効果が知られていますが、15種類のがん発症を抑える作用があるとされるほか、さまざまな慢性疾患のリスクを下げるといわれています。ビタミンDは、

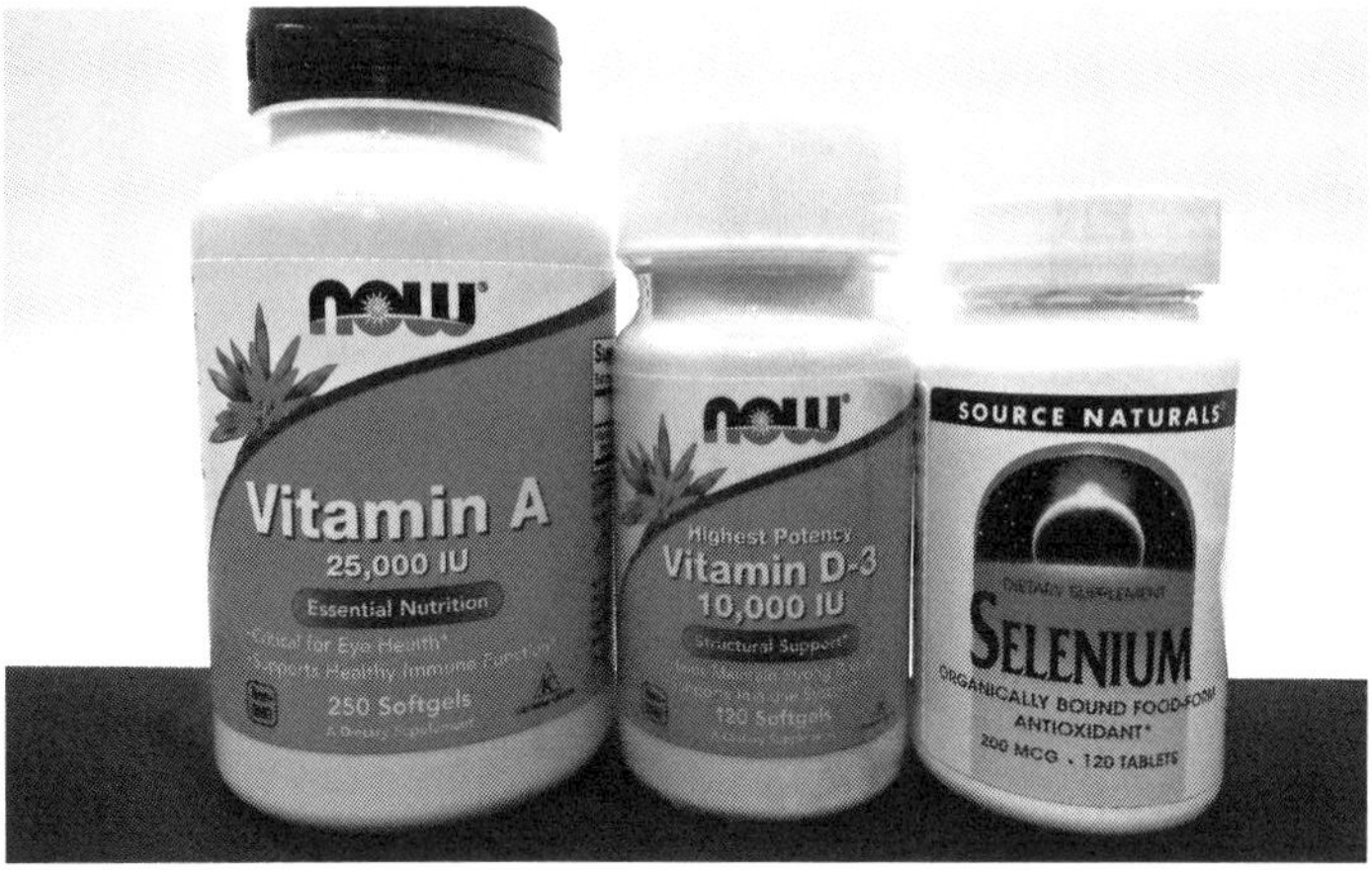

アドオンセット（左からNowのビタミンA、ビタミンD、ソースナチュラルのセレン）

ほとんどの人が不足しているともいわれています。ビタミンDは過剰投与による副作用の心配はありません。2000IUで花粉症が劇的に治ったとの報告もあります。

ただし、ビタミンDを10000IU以上大量摂取したいという場合には、ビタミンKの摂取が必須です。ビタミンDを大量摂取すると、その分、ビタミンKが消費され不足するからです。ビタミンKと組み合わせた錠剤を摂る、ビタミンD10000IU＋ビタミンK2を100〜200mcg摂る、あるいはビタミンKが豊富な納豆を1日1パック食べるのでも良いでしょう。

・セレン

抗酸化物質（スカベンジャー）のひとつである「グルタチオンペルオキシダーゼ」の合成に必要なミネラルです。セレンの過剰摂取は毒性があるという指摘もされていますが、200mcgならば全く安全で、毒性の心配はありません。

ちなみに、HIV治療にセレンを使った地質学者・物理学者のハロルド・フォスター博士は、最初の1か月にセレンを600mcg、その後400mcg投与しています。エイブラハム・ホッファーはがん治療にセレンを400〜600mcg投与していました。

すべての慢性疾患は同じ原因

健康維持や病気予防、疲れやイライラなどの軽度の症状の改善は、高タンパク／低糖質食＋プロテイン＋ATPセットをつづけることから始めてください。さらなる健康増進、アトピー性皮膚炎や花粉症改善、がん予防を視野に入れた場合は、アドオンセットを加えます。

これとは別の切り口で、すでに慢性疾患を抱えていて、その治療に早急に取り組みたいという方に向けた治療法をご紹介します。この場合は、健康維持のためのATPセットやアドオンセットの組み合わせにとらわれず、進めていただいて結構です。

がん、リウマチ、膠原病、神経難病、発達障害、アトピー性皮膚炎、糖尿病、うつ、パニック、認知症などなど、すべての慢性疾患は同じ質的栄養失調が原因です。ですから、病気の名前は違っても、治療法の基本的なラインは変わりません。

気をつけていただくのは、実践の順番です。

【決定版】慢性疾患を治す分子栄養療法

必ず以下に記載する①〜④の順序で摂っていただくことが重要になります。順序を間違えると効果が乏しく、お腹をこわす、むくむ、だるくなるなど、体調不良になることもあります。

①高タンパク／低糖質食＋プロテイン＋鉄を摂る
②ビタミンB群、ナイアシン、ビタミンC、ビタミンEを摂る

③その他の脂溶性ビタミン、ミネラルを摂る
④オプションのサプリメントを摂る

慢性疾患を治す① 高タンパク／低糖質食＋プロテイン＋鉄を摂る

繰り返し述べていますが、これがスタートラインです。検査数値としては、アルブミン4・2以上、BUN20以上、フェリチン100以上にすることが最も重要です。

長年重度のタンパク不足の人は、タンパク質の消化吸収能力が低いため、プロテイン5g（15cc）×3回で開始します。

1〜3か月程度でタンパク質の消化吸収能力が改善するでしょう。徐々に増量していき、目標は体重×1gのプロテインを摂ります。体重60kgならプロテイン1日20g（60cc）×3回です。糖質量は可能な限り減らしてください。最初は白ご飯を半分にするなど、ゆるやかに減らしていって、数か月以上かけて1食20g以下、そして5g以下を目指します。

キレート鉄は36mg×3〜6錠（1日）摂ります。

長年のタンパク不足の改善にはとても時間がかかることを心得て、規定量のプロテイン

を最低半年以上はつづけてください。

慢性疾患を治す②
ビタミンB群、ナイアシン、ビタミンC、ビタミンEを摂る

ベンフォチアミン（作用持続性ビタミンB1）：150mg×2〜5錠
ビタミンB50：3〜6錠
ナイアシン：2000〜4500mg
ビタミンC：2g×3錠で開始、お腹がゆるくなるまで増量
ビタミンE（d-α-トコフェロール含有）：100IUで開始し、目標2000IU
ミックストコトリエノール（tocomin）：1錠

*それぞれ1日の摂取量（これらのサプリはiHerbで購入できます）
*がんの場合：ビタミンC、ビタミンB1重視
*神経難病の場合：ビタミンB1、ナイアシン重視

＊精神病の場合：ナイアシン、ビタミンＣ重視

これらのサプリメントは、基本的にはＡＴＰセットを構成するビタミンです。ただし、病気を治す観点からは、ビタミンＢ群の中から、次の２つのビタミンＢを強化するため、単体で追加しています。

〈強化しているビタミン〉

・ベンフォチアミン

作用持続性のビタミンＢ１です。通常のビタミンＢ50に含まれているビタミンＢ１では、数時間しか効果が持続しないので、１日２～３回に分けて飲む必要があります。健康維持の場合は、１日１回飲めば24時間以上効果が持続します。

過剰症の心配はありません。

・ナイアシン

ビタミンＢ３とも呼ばれるナイアシンですが、ビタミンは体内で合成できないものと

定義されおり、その定義からすると、ナイアシンはアミノ酸のＬ－トリプトファンから合成されますので、厳密にはビタミンではありません。

しかし、60㎎のＬ－トリプトファンから1㎎のナイアシンしか合成できません。ホッファーの言葉によると「人類はビタミンＣ合成能力を失ったのと同じように、ナイアシンの合成能力を失いつつある」ということです。

ナイアシンはタンパク質合成の際に重要な役割があります。精神疾患、リウマチや腎臓病など、あらゆる病気の治療に不可欠です。

ナイアシンにはナイアシンフラッシュという一時的な副作用で、顔がほてる、汗をかく、赤くなる、しびれる、じんましんが出るなどの症状が出ることがあります。ナイアシンの末梢神経拡張作用によるもので、1時間ほど経てば治まります。

またナイアシンアミドは、ナイアシンよりも効果がゆるやかになりますが、ナイアシンフラッシュを起こしにくいとされます。フラッシュが気になる場合は、ナイアシンアミドから開始してみてください。

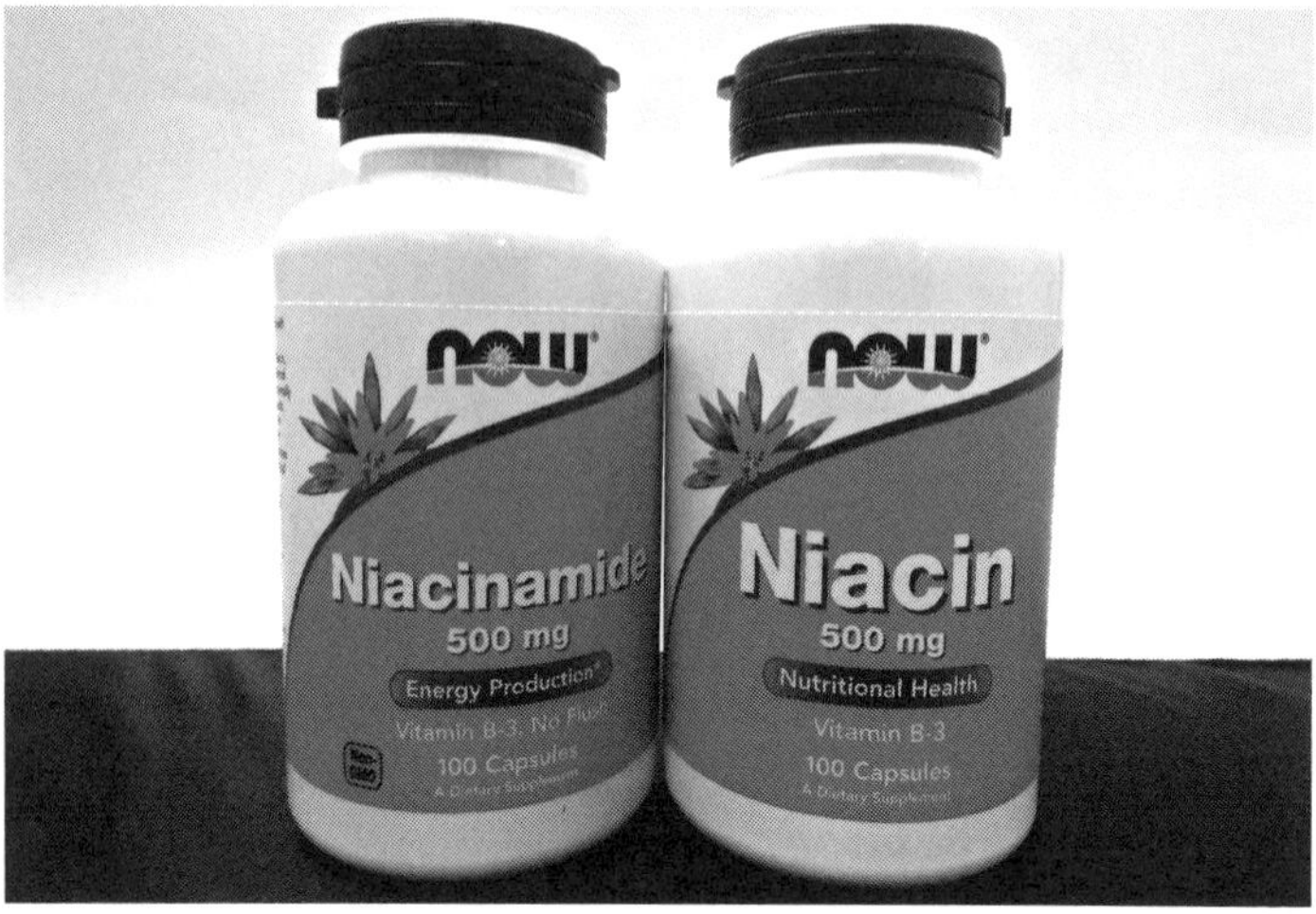

左からNowのナイアシンアミド、ナイアシン

〈ナイアシンアミドとナイアシンの始め方〉

まず、ナイアシンアミド500mg×３（朝昼夕１錠）をビタミンＣ1000×３（朝昼夕１錠）併用下で開始。

←

次の週、ナイアシンアミド500mg×６に増量（朝昼夕２錠）し、ビタミンＣ1000×３は継続。もし吐き気が出れば吐き気のない量まで減量。

←

ナイアシンアミド500mg×６を継続できても症状改善が不十分なら、１か月後からナイアシンにシフトしていく。具体的には、ナイアシンアミド500mg×５（朝２、昼２、夕１）＋ナイアシン500mg×１（夕）。激しいフラッシュが出たら、元のナイアシンアミドのみに戻す。
↓
フラッシュが軽度なら、徐々にナイアシンアミドをナイアシンにシフトしていく。

慢性疾患を治す③　その他の脂溶性ビタミン、ミネラルを摂る

ビタミンA：25000〜100000IU（高タンパク食継続が絶対条件）
ビタミンD：10000IU
亜鉛（OptiZinc）：30mg×2〜5錠
マグネシウム：200mg×2〜6錠、お腹がゆるくなれば減量
セレン：200mcg×1錠

＊それぞれ1日の摂取量（これらのサプリはiHerbで購入できます）
＊がんの場合：セレン重視

ビタミンＡやビタミンＤは、粘膜や皮膚、骨、目の健康保持を強化するために不可欠な脂溶性ビタミンです。ビタミンＡは胃がん予防、ビタミンＤは多種のがん、クル病、骨粗鬆症の予防と治療に用いられています。

亜鉛とマグネシウムは、体内で行われる数百におよぶ代謝に必要な補因子であり、特にマグネシウムはＡＴＰをつくるクエン酸回路の補因子でもあります。

セレンは、強力な抗酸化物質であるグルタチオンペルオキシダーゼ合成の原料となります。グルタチオンという老化防止作用のあるアミノ酸にセレンが加わると、強力な抗酸化物質であるグルタチオンペルオキシダーゼが合成されます。

慢性疾患を治す④　オプションのサプリメントを摂る

Ｎ－アセチルシステイン（ＮＡＣ）：６００㎎×２～５錠（写真は１錠１０００㎎）

Ｒ－リポ酸：１００㎎×１～２錠（写真は１錠２００㎎）

アセチル－Ｌ－カルニチン：５００㎎×２～６錠

還元型ＣｏＱ10（ユビキノール）：１００㎎×１～３錠

アスタキサンチン：10～12㎎×1錠（写真は1錠10㎎）

＊それぞれ1日の摂取量（これらのサプリはiHerbで購入できます）
＊オプションのサプリメントは、症例集などを参考にして、選択してください

N－アセチルシステイン（NAC）は、活性酸素から体を守るアミノ酸ペプチドであるグルタチオンの合成に必要なアミノ酸のひとつです。グルタチオンは、グルタミン酸、システイン、グリシンという3つのアミノ酸からなるトリペプチドといわれる抗酸化作用の高い物質です。3つのアミノ酸のうち2つ（グルタミン酸、グリシン）は、プロテインで補給することができます。

アセチル－L－カルニチンは、体内で脂肪を燃やしてエネルギーにする際に、長鎖脂肪酸をミトコンドリア内に取り込むために必要な誘導体です。カルニチン合成の補酵素は、ビタミンC、ナイアシンなどがあります。

R－リポ酸、CoQ10も同じく抗酸化作用の高い物質で、酸化してしまったビタミンC、ビタミンEを還元する作用があります。ビタミンCとEを還元することによって老化の元

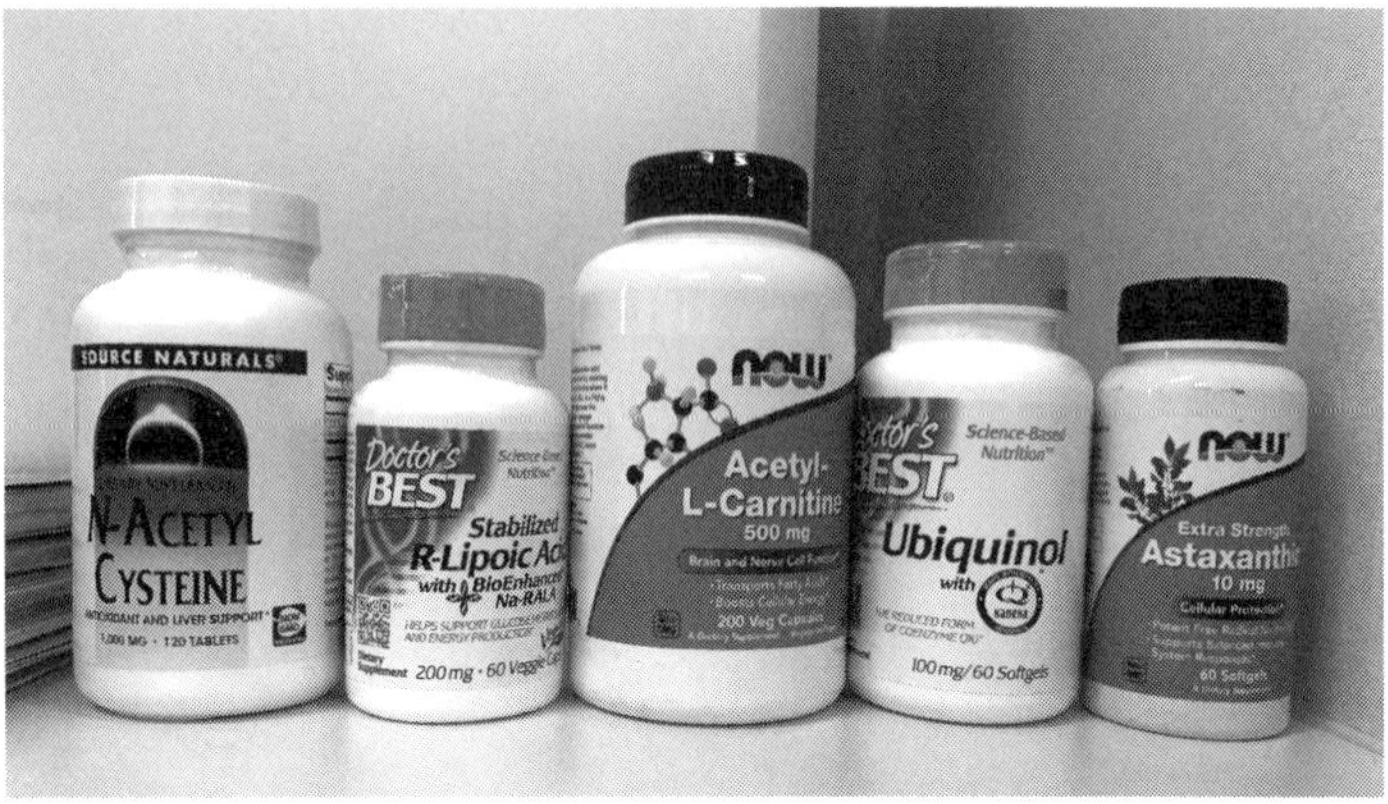

オプションのサプリメント。左から順番に、Ｎ－アセチルシステイン（NAC）、Ｒ－リポ酸、アセチル－Ｌ－カルニチン、ユビキノール（還元型CoQ10）、アスタキサンチン

凶を防ぐ役割が期待できます。

　アスタキサンチンはカロテノイドの一種で、こちらも強力な抗酸化物質として知られ、若返り物質と呼ばれています。

　オプションのサプリメントは、病気の予防や治療に欠かせない、抗酸化作用を持つ成分を中心にセレクトしています。いずれを追加するかについては、症例集などを参考にして選択してください。

「○○という病気なのですが、何のサプリを摂れば良いのですか？」という質問もいただきますが、すべての病気は同じ原因なので、ここに示したもの（慢性疾患を治す①～④）を服用すればいいでしょう。がんや難病などの重病でない限り、④のオプションは必要ありません。

がんにかかってどんどん衰弱してしまう人の多くは、すでに明らかな低タンパク血症と貧血があります。消化吸収能力が低いため、規定量のプロテインを摂取できません。がんが進行しない人は、低タンパク血症＋貧血がなく、プロテインを規定量継続できる人です。

これらをしっかり実践できれば、よほどの手遅れでない限り改善に向かうでしょう。

参考　追加治療が必要な際は「ビタミン・ケトン療法（VKT）」

高濃度のビタミンCおよびビタミンB群の点滴です。がん治療などの場合に用います。がん細胞の唯一のエネルギー源である糖質を減らし、ケトン体濃度を上昇させるための高タンパク食・高脂肪食の食事と併用。

〈点滴1回の含有量〉

ビタミンB1：100mg

ビタミンB2：40mg

ナイアシン：１００mg
パントテン酸：１００mg
ビタミンＢ６：１００mg
ビタミンＢ12：１mg
ビタミンＣ：30g

第３章

日本の医師はなぜ栄養のことを知らないのか

世の中には「医師が教える健康情報」があふれています。しかし、実際の医師は一般の人が思うほど健康のことに詳しくありません。病気の対症療法は学んでいたとしても、それだけでは病気を治すことはできないのです。

栄養療法やビタミンについては、私の本をお読みになっている一般の人の方が勉強しています。医師の中にもいろいろな人がいるでしょうから、一概にはいえませんが、少なくとも栄養のことを質問しても無駄でしょう。

第3章ではなぜ医師に依存してはいけないのか、その理由をご説明しながら、なぜ分子栄養学やそれに伴うメガビタミン療法がスタンダードにならないのか、問題提議をしていきたいと思います。

ビタミンへの攻撃

論文のスポンサーが製薬メーカー？

ほとんどの論文を信用していないと公言している私ですが、勤務医の頃は多くの論文を書いていました。筆頭執筆（first author）論文は約100本あります。しかし、査定方法などに疑問を持ち、現在は書いていませんし、他の人が書いたものを読んでもいません。医学論文は玉石混淆どころか、玉はわずかで、あとは石、石、石……。石だらけだと思っています。

なぜなら、論文の99%はメガ・ファーマと呼ばれる世界的な大手製薬メーカーなどがスポンサーになって書かれたものだからです。

論文の最後にある謝辞（acknowledgment）にはその論文のスポンサー名が書いてありますが、ほとんどの論文はそこに製薬メーカーの名前が記されています。

当院では向精神薬の新薬はほとんど使用しませんので、何年も前から製薬メーカーの営業マンであるＭＲの面会もご遠慮いただいています。理由は、ＭＲが宣伝する新薬を使っても「患者さんにとってメリットがない」からです。

かつて、ＭＲの面会を許可していた頃のことです。

ある製薬メーカーのＭＲが、「先生こんな論文があります」と英語論文を持ってきました。謝辞（acknowledgment）だけを見ますと、そこに製薬メーカーの名前が書いてありましたので、それ以上は目を通しませんでした。玉石混淆の〝石〟の方の論文を読むのは時間と労力の無駄だからです。

エビデンスは勝手につくれる

製薬メーカーの資金援助付きの論文に公平性はあるのでしょうか。

医学の理論は、自分が導きたい内容にかなう論文だけを拾い集めれば、どんな理論でもつくることができます。実際に患者さんの治療をせず、経過を診なくても、「フェリチン100を目指すのは危ない」という理論もつくることができますし、実際につくっている方もいます。

私は自分で治した症例を提示できない理論・論文はまがいものだと思います。ですから、それを示さないほとんどの論文は読む価値がないのです。

「MEDLINE（メドライン）」という米国立医学図書館作成の医学文献データで勉強しているという医師も大勢いらっしゃいますが、MEDLINEは「パブリケーションバイアス」が極めて大きい情報ツールです。

パブリケーションバイアスとは「研究者やスポンサーにとって、都合の良い結果は発表されやすいが、都合の悪い結果は発表されにくい」という現象のことです。

MEDLINEには、メガ・ファーマがスポンサーの「ビタミンは効果がなく危険である」という論文が山ほど載っています。

医学論文は科学を裏づけていない

エビデンスという言葉は、ビジネスやシステム開発などでも、「根拠」や「証拠」という意味で使われていますが、医学の領域で最も使われている言葉ではないでしょうか。医学論文があるからエビデンスがある、医学的根拠があるからエビデンスがあるなど、一般の方はそこに確固たる裏づけがあると思っているかもしれません。

しかし、さほどの科学的・臨床的な裏づけはないのです。

単に自分の考えを後押しする論文をくっつけて文章化したりするものですから、科学的に見たら「捏造」されているといえるものも少なくありません。

Ａ「○○は良いというエビデンス」

Ｂ「○○は悪いというエビデンス」

これらはそれぞれ探せばいくらでも出てくるものなのです。なのに、「Ａが正しい」「いやＢだ」など、全く不毛な議論を延々とつづけています。

99％の医師は、エビデンスに基づいて意見を述べているつもりだと思います。一般の人はそれを信用してしまうでしょう。

しかしながら、自分の考え方に合致する他人のエビデンスを探し出して「これが正しい」と理論づけているに過ぎないのです。

自分の力でエビデンスを出すためには、「患者さんが治るか」「以前より元気になるか」ということを証明したり議論したりする必要があります。しかし、そんなことはそっちのけで、他人が書いたエビデンスをありがたがっているような論文を私は一切信用できないのです。

そもそも、臨床医学のエビデンスは科学ではありません。分子栄養学の三石先生もオーソモレキュラーのポーリング博士も、臨床医学を科学として認めてはいないのです。物理学、化学、生物学、生化学、生理学などの科学に基づいて治療理論をつくり、それで患者が良くなり、元気になれば正しい理論であるといえるのです。

ほとんどの医師は臨床音痴といったら驚く？

私は勤務医時代の20年以上、医局後輩の研究指導、臨床指導をしてきました。私ほど数多くの論文を書いた者は周りにいなかったと思います。「論文を書きなさい」とけしかけても、逃げ回って書かない医師が大多数でした。

後輩の臨床指導をしていても、患者さんの状態の変化をきちんと把握できているのかどうか疑問を感じていました。

患者さんの状態は、表情、顔色、目の輝き、体の動き、話し方、応答の速度、話す内容などを診れば、状態が改善しているかどうかわかります。前回の受診からの変化は、患者さんが診察室に入ってきて椅子に座るまでに把握できるはずです。

患者さんは自分のことを、うまく伝えられないことがあるでしょう。心の状態に波がある人も多く、理路整然と体調を説明できないときもあります。

ですから、そこを引き出してあげることが大切です。

薬にしろ、プロテインやビタミンにしろ、一定量を服用し始めてどう変化しているのかは、次の診察で入ってきたときの動きと顔色でわかります。まず顔を見ないとわからないものなのです。血液検査の数値だけで判断していては診察になりません。

そうして1日何十人も診察する中で、適切な症例を臨床報告としてアウトプットできるのです。しかし、多くの医師は症例報告のトレーニングを受けていないため、症例のまとめ方がわからない人が多いのです。

患者を診ているようで診ておらず、栄養状態を確認して考察するという思考回路もないため、なぜそのような症状が出るのか多くの医師は理解できていません。ただ患者さんの症状に対応する薬を処方するのみです。

状態変化を把握できていないと、薬の処方すらいいかげんになります。患者さんの側にいる看護スタッフからは「○○先生の処方は全く効かないか、効きすぎて過鎮静になるかのどっちかだ」などといわれてしまいます。

大多数の医師は患者さんの状態の変化を把握できていませんし、できていないことを全く自覚していません。これは何度教えてもわからない人も多く、要するにセンスがあるかないか、才能があるかないかの問題でもあると思えてきました。臨床音痴というしかありません。

臨床音痴の医師が論文を書くと、困ったことになります。

あちこちの論文を引き合いにして自分の頭の中で理論をつくっても、臨床で正しいか否かを検証する能力がないのです。臨床そっちのけで理論展開を行ってしまいます。

臨床現場は常に正しいので間違いようがない

私は臨床には自信がありますし、症例報告も時間を要せず書くことができます。

臨床と研究が乖離している人は、自分の治療理論を構築することができません。「論文にこう書いてあった」ということを引っ張ってきて、全くトンチンカンな結論を導き出してしまいます。

論文に何と書いてあろうと、患者さんの示している症状、「状態が良い／状態が悪い」「改善した／改善しない」ということがすべてを表しています。

もちろんそれは、治療者が患者さんの状態を正確に把握している場合に限ります。患者さんの状態を正確に把握できていれば、おのずと治療の工夫もできるようになります。どうすればこの状態より確実にスピーディーに改善できるのか、ということを発見できるのです。

その理論背景は分子栄養学ですべて説明できます。基礎的な科学、分子生物学のプロセスで導き出される理論は、常に正しいので間違いようがありません。

メガ・ファーマの援助を受けて「ビタミンは効果がなく有害である」という論文は山ほどあります。一方、オーソモレキュラー医学雑誌『Journal of Orthomolecular Medicine（JOM）』には「ビタミンは効果があり安全である」という内容の多数の論文が掲載されていますが、MEDLINEに索引付けされていません。本当に勉強をしたい人は、MEDLINEではなくJOMをすべて読むべきでしょう。

そうしないと、パブリケーションバイアスのかかったMEDLINE論文を引き合いにして、「ビタミンCは有害」「ビタミンEを飲むと寿命が短縮する」ということを平気で書いてしまう思考回路に陥ってしまいます。

勉強している医師はエラいのか

医師の多くは大変に勉強熱心ですので、高額のセミナーなどはいつも大盛況です。小学校時代の塾通いの頃からの習慣なのか、医師の多くは人から習うことが大好きなのかもしれません。しかし、人から習うことよりも、自分で勉強して自分の頭で考えることが大事だと思います。

私は英文のオーソモレキュラー本を何冊も何度も再読しています。ポーリング、ホッファー、アンドリュー・ソウルにしろ、格別に高い英語力は不要です。医師でなくても一般の方でも十分理解できると思います。1回読んで理解できなければ、理解できるまで繰り返して読めばよいのです。

セミナーに通うのが好きな医師は、英語で書かれた原典となる本を読もうとはしません。

平気でピントはずれの質問をメッセンジャーなどを使って送ってきます。すでにFacebookや著書で何度も記したことを繰り返し尋ねてきます。

一般の方であればともかく、医師であるなら、疑問点があれば自分で調べて自分で解決すべきです。調べてわからなければ、自ら体重×３g（１日）のプロテイン摂取を半年継続してみて、１か月毎に血液検査で確認する、というくらいの気概で挑んでほしいものです。

自分で調べて自分で解決できない医師は、その時点で科学者、研究者としての資質があるとはいえないのではないでしょうか。

一般の人は、多くの医師は新しい治療のために日々研究していると思っているかもしれませんが、実際のところ、研究能力の高い医師は少数です。

そもそも学術論文とは、学位取得のための研究論文、研究費取得のための研究論文ばかりです。それ以外で日々忙しいのに手間がかかる論文を書く医師はごく少数です。ご自分で研究計画を立て、データを出して、論文にできる医師は、ほんの１％くらいではないでしょうか。私がこの先生はすごいと思う方は、本当にごく少数です。

ほとんどが、研究費をどれだけ取ってくるかということが最大の仕事で、患者さんを治すことには興味がないのです。

20世紀の勉強法 VS. 21世紀の勉強法

〈20世紀の勉強法〉

・医学書、論文で勉強
・学会で勉強
・医師会の勉強会で勉強（ほとんどは製薬メーカーのスポンサー付き）
・一般書はエビデンスレベルが低いので読まない
・ネット情報は信頼性が乏しいので見ない

〈21世紀の勉強法〉

・医学書、論文は読まない。医学書はすべて捨てた。論文も一切読まない
・学会は専門医の更新のため仕方なく行っている。今まで学会で勉強したことは一度もない

・医師会の勉強会には一切行っていない
・有用な一般書は必ず熟読し、頭の中に叩き込む
・有用なネット情報は毎朝チェックする

いかがでしょうか。21世紀になって約20年が過ぎましたが、まだまだ頭の中は20世紀のまま、いまだ20世紀の中に住んでいるような人たちが多い気がします。医学教育自体が20世紀のままだから、仕方がないのかもしれません。

２００４年に新たな医師臨床研修制度が始まって15年以上が過ぎました。この世代の医師は習うことが好きでまじめな方々ですので、学会ではきちんと聴講し、一般演題発表が終わると一斉に拍手をなさいます。まじめなのは良いかもしれませんが、ご自分の頭で考えることができているのかどうか、学会に参加するたびに疑問に思います。

先進国では栄養障害なんてありえない？

医師はまじめな人が多いのは良いと思いますが、まじめに習うことだけに熱心な場合は

考えものです。習うことがすべてで、自分の頭で考えようとしないからです。「今まで習ったことの方が間違いなのではないか」と疑うこともなく、批判的思考をもって検証しようとする意欲も少ない。

ですから、栄養の工夫で病気が治ると主張しても「そんなことあるわけない」「エビデンスを出せ」の大合唱になってしまいます。

医学部では栄養学を一切教えません。つまり「先進国では栄養障害なんてありえない」ということが前提となっています。このことが現在の医学教育の最大の間違いです。

多くの医学会は製薬メーカーがスポンサーとなり、資金を提供しています。学会のランチョンセミナーでは、製薬メーカーから提供された豪華な弁当を食べ、新薬の説明を受けています。医師会館やホテルで行われる製薬メーカーがらみの勉強会もすべてその内容です。

以下は現在、米国で最も活躍しているオーソモレキュラーの学者、アンドリュー・ソウル氏の記事からの抜粋です。

どのようにしてビタミンの恐怖を人々に信じ込ませるようにしているのか？
それは製薬業界のお金をたくさん使うことにより行われている。

1　著者への現金授受。最近のアンチビタミンE論文を書いた著者の多くは、製薬業界から多額の収入を得ています。

2　広告収入。多くの人気雑誌やほとんどすべての主要な医学雑誌は製薬業界からの収入を得ています。

3　新薬の結果を調整する。ビタミンや必須栄養素の健康上の利点についての研究も、また調整されているようです。これは、負の結果を保証するために低用量を使用し、リスクの統計的増加を示すために、解釈にバイアスをかけることによって容易に行うことができます。

4　出版バイアス、または出版のために拒絶されたものへの偏見。最も大きくかつ最も人気のある医学雑誌は、製薬広告から非常に大きな収入を得ます。

5　医師と一般人に利用可能なものの検閲。公的税金は、地球上で最大の国立医学図書館である米国立医学図書館（MEDLINE / PubMed）の検閲料を払っています。

Orthomolecular Medicine News Service（ＯＭＮＳ）、
２０１１年10月20日、アンドリュー・Ｗ・ソウル編集長

１９８０年代の米国では、法律上の理由から「医師はがんのための栄養処方はつくれない」という状況だったそうです。

栄養療法は「異端」なので正統な医学界から認められなかったとのこと。「異端」だけではなく、「違法」なので最悪の場合、医師免許を剥奪されることもあったそうです。

ビタミンへの信頼性を破壊する方法

「そんなにプロテインやビタミンが病気に効くのであれば、すでにみんなやっているはずではないか」

「現代の医学で検証された結果、効果がないからスタンダードにならないのではないか」

そう思う方もいらっしゃるでしょうか。

これからご提示するのは、オーソモレキュラーメディシンニュースサービス（ＯＭＮＳ）からの抜粋です。ここには、薬物治療を中心に据えた医療業界が、ビタミンなどの栄養に対しての信頼を削ごうと活動していることが記されています。

その中で記されていることを翻訳・要約します。

「医療界のみなさん、残念ながらオーソモレキュラーの治療的アプローチは、病気の予防と治療に非常に効果的です。

しかし、世の中がそれを知ることはないと確信しています。私たちは50年以上にわたって、すべての精神科医がナイアシンを使用して統合失調症を治療できないようにコントロールしてきました。

心臓病専門医が心臓病のためにビタミンＥとコエンザイムＱ10を処方させないようにしてきました。そしてウイルス感染症に対してビタミンＣを処方させないようにしてきました」

「我々の指針は〝公衆を恐れさせること〟です。インフルエンザウイルスの新たな蔓延の恐れ、ワクチン不足の恐れ、とりわけ、ビタミンの毒性をマスメディアに流しました」

「適切に処方され、指導された薬が毎年少なくとも10万人の米国人を殺していることを知っています。毒物管理センターの統計によると、ビタミン療法が薬物療法よりも何万倍も安全であることは明らかです」

「栄養療法には常に100％の安全性と100％の効能を求めます。これと同時に、公衆に危険性のある薬が効かなければ、もうひとつ、さらに高価な薬があることを宣伝します」

「低用量のビタミン研究を選択して、高用量試験を無視する。こうして、低用量の栄養素の研究を用いて効果がないと批判します。ひとつのネガティブなビタミン研究を選び、何百ものポジティブなビタミン研究が無視されていることを忘れないでください」

「栄養療法を妨害しましょう。問題を混乱させて、真実の報道を決して行わないでください」

「人口の半数はビタミンを摂取していますが、1％未満の医師しかオーソモレキュラー医学を学習していません。それは非常に少数ですから、それらを黙らせることはどれほど難しいでしょうか？　ビタミンC摂取の健康法などを提唱した、唯一の二度のノーベル賞受賞者であるポーリングを私たちは医学界全員に、非難、罵倒させましょう」

「医学生、医師を教育しつづけましょう。こつこつと継続的に教育することが必要です。重要な点は、私たちが望むような考え方に彼らをつなぎ止めておくことです。ニュースメディアや医学のWHOPPER（嘘つき）がいう通りに動くよう教育することで、栄養サプリメントは効果がないと信じ込ませる。それは、大切な歩みです」

「あなたのデスクに戻り、仕事に就きましょう。これらの栄養学の研究をして、否定的な項目を見つけ出して下さい。ニュースメディアが皆さんから研究結果を聞くのを待っています」

出典：Orthomolecular Medicine News Service(OMNS)　２０１０年1月11日
Carolyn Dean, M.D., N.D. Damien Downing, M.D. Michael Gonzalez, D.Sc., Ph.D. Steve Hickey, Ph.D. James A. Jackson, PhD. Bo H. Jonsson, MD, Ph.D. Thomas Levy, M.D., J.D. Jorge R. Miranda-Massari, Pharm.D. Erik Paterson, M.D. Gert E. Shuitemaker, Ph.D. Andrew W. Saul, Ph.D.　翻訳：藤川徳美

オーソモレキュラー医学誌は、50年以上の歴史があり、論文採択にピアレビュー（査読）があるにも関わらず、ＭＥＤＬＩＮＥに掲載を拒否されつづけているそうです。

薬の臨床試験はいかにして歪められたか

製薬メーカーからの資金提供については、私だけではなく多くの方が問題視されているはずです。２００５年発刊の『ビッグ・ファーマ　製薬会社の真実』にも次のような指摘がありました。少し長いですが、一部抜粋いたします（〔　〕は引用者による補足）。

〔医学部や教育病院などの〕非営利機関は自らを製薬業界の「パートナー」と考えはじめるようになった。そして自身の研究成果を利用して、金儲けする機会をうかがうだけの商売人になってしまった。大学の研究者は、自らの研究に特許を取るよう奨励され（中略）、特許使用料の分け前にあずかっているのである。医学部と教育病院の多くには、この動きを促進し研究成果から利益を得るため、「技術移転事務局」が設置された。１９９０年代、研究者の間で企業家精神が育まれるにつれ、医学部の研究者は自らの所属施設の動きをまねて、製薬会社との間でさまざまな形で金になる取引をするようになった。その一つは、医学研究で製薬会社寄りに結果を捻じ曲げて報告するというものである。こんなことはかつては見られなかったことなのに、研究者の間にすっかり蔓延してしまった。以前には清貧に甘んじていた研究者たちも、筆者の祖母の言葉で言うなら、「おまえはそんなに頭がいいのに、なぜ貧乏なの？」と自問自答するようになってしまったのである。

医師は患者に投与する薬をどうやって決めているのだろうか。(中略)残念なことに、一部の医師は製薬会社のマーケティングにまんまとのせられて薬を選んでいる。しかし、多くの医師は、少なくとも一部は偏りのない情報をもとに薬を選択している。医師たちは新しい研究成果を知るために医学雑誌を読み、学界の権威が科学的根拠からどんな結論を組み立てているのかを知るために教科書を読んでいる。そして、学会や医師向けの生涯学習コースに参加し、権威(オピニオン・リーダー)からじかに話を聞いたりもしている。権威の書いた教科書や権威の話というのは、最新の研究結果を拠りどころにしているにすぎない。権威の書いた教科書や権威の話は、彼らがもとにしている根拠よりも質が高いはずがない。そして、その根拠にしても医学雑誌に載っている研究報告を拠りどころにしているわけである。したがって、研究報告が歪められていないことが決定的に重要なのである。だが、果たして本当に結果は歪められていないのだろうか。

またしても、答えは「ノー」である。(中略)ほとんどの薬の臨床試験はその薬を製造する会社がスポンサーとなって実施されている。製薬会社がスポンサーとなっていることイコール、研究が歪められているという意味ではない。しかし、製薬会社は研究の実施や報告を少なからずコントロールしているのである。こうなったのは最近のことである。１９８０年代までは、研究者は自分の仕事に企業から資金を出してもらってはいても、おおむね仕事の内容は独立していた。当時は、製薬会社は大学の医療センターに資金を提供した後は研究には関与せず、その結果が上がってくるのをじっと待っていたのである。製薬会社は自分たちに都合のいい結果が出るのを期待してはいたが、そうなるようにする方法は知らなかった。製薬会社は研究者に対して臨床試験のやり方を、まったく指示しなかったのである。しかし、現在では製薬会社は研究デザインの決定、データの解析から、研究結果を公表するかどうかの判断まで、あらゆることに口を出す。こうして研究に介入することで、単に研究結果を歪めてきただけでなく、自分たちに都合のいいように結果を作り変えてきたのである。もはや臨床試験をコントロールしているのは研究者ではなく、スポンサーである製薬会社なのだ。

そうです。米国だけではなく、日本の医療業界の構造も同じなのです。昔からこのようなビジネス本位の構造だったわけではなく、１９９０年代くらいから様変わりしてきたといえます。

特に向精神薬の場合は、グローバル化したメガ・ファーマのマーケティング戦略の影響下にあり、目に見える形の利益供与だけでなく、医学の知識を生成すること（例えば、病気として名前をつけるなど）にまで影響を及ぼしているとされています。

日本の課題

私が向精神薬の治験協力をやめたわけ

日本においても、製薬メーカーの臨床治験のほとんどが製薬メーカーに有利になるよう歪められていると思います。私も以前は治験協力医として、抗うつ薬などの臨床治験（第1フェーズ、第2フェーズと段階を踏んで行われる治験の第3フェーズの部分）は積極的に行っていました。

しかし、治験協力医はデータの全貌を見ることができないシステムになっています。それでは、どのようなデータを基にして結論を導いているのか、データが操作されたりしていないかどうかなど、治験協力医が確かめることはできないのです。

このような実態に憤慨し、今では治験は一切受けていませんし、今後も受けるつもりはありません。

大学病院は1990年代から、産学共同研究が盛んになっています。国からの研究資金は削減されており、それを補うために製薬メーカーからの資金が多く入るようになりました。その大学の研究協力医もデータの全貌を見ることができないシステムになっています。

こうしたシステムの中で「捏造」が全くないと、いい切れるでしょうか。

後継者の勝手な解釈は必ず劣化する

私が全面的に信頼している分子栄養学およびオーソモレキュラーの医師や科学者は、三石巌先生、エイブラム・ホッファー、そして米国の医師で理学博士のカール・ファイファーの3人です。著書を何度も読み、その理論を頭に叩き込んで臨床・研究に尽力しています。

世代を経た先輩方でもありますし、社会環境も変化していく中で、私は現在の食事情や患者さんの状況に合わせた実践を心がけています。何より勝手な解釈をして理論を歪めないよう、肝に銘じています。

後継者の勝手な解釈は、それを享受する患者さんや一般の方に迷惑がかかります。また先達が積み上げた理論をなし崩しにしてしまうリスクもあると思います。

ライナス・ポーリング研究所で学んだこともあるという、ある先生がその著書の中で「糖質制限は危険なので絶対に行ってはいけない」と述べていました。「必須糖鎖というものがある」という珍説が記されていました。

また、統合失調症の20％には活性型B6（ピリドキサミン）が有効であると主張する精神科医もいます。活性型B6以外のビタミンB6には全く効果がないといいます。

これについては、カール・ファイファーが著書の中で、「統合失調症の60％にナイアシンが効果あり、20％にビタミンB6＋亜鉛が効果あり」と述べています。ファイファーが示すビタミンB6は、活性型ではない普通のビタミンB6です。数年前、学会でこの先生に「ファイファーはこう述べているが、どのようにお考えですか」と質問をしました。すると、この質問には直接答えず「活性型B6でないと効果がない」という主張を繰り返されるのみでした。

私が実際に臨床で使ってみたところ、普通のビタミンB50コンプレックスで全く問題なく効果を示しました。高価な活性型B6を使う必要性は全く感じません。

おそらくですが、実際に診療して患者さんの反応を確かめたわけではないでしょう。これは偉大な先駆者をリスペクトしない行為です。後継者の勝手な解釈は劣化しているのが常ですし、さらにその多くが商売に結びついていることが残念です。

ただし先人の理論を十分に理解して、効果を上げるため、実践しやすくするために、アレンジする必要はあります。例えば、欧米ではもともと肉をたくさん食べる食習慣がありますので、タンパク質食は勧めますが、プロテインに関する記述は見当たりません。なぜなら、ホエイプロテイン製造の技術革新が起きたのは１９９０年代。この時代から急速に安価に流通するようになりました。ホッファーやポーリングの１９６０～１９８０年頃は、まだプロテインが普及していないので、記述がないのは仕方ありません。

この点、三石先生は１９７０年代からプロテインを併用した高タンパク食＋メガビタミンを勧められており、その先見性は欧米のオーソモレキュラーを凌駕していたともいえます。

日本のオーソモレキュラー治療の現状と問題点

日本の栄養療法は欧米のオーソモレキュラーを学ぶことからスタートしました。分子栄養学を確立した三石巌先生は、ポーリングと手紙の交換もなさっていたようです。

私も標準治療から分子栄養学に基づいた栄養療法に切り替えていく過程で、現在日本にあるオーソモレキュラー病院での治療は勉強させていただきました。

日本でも栄養療法を取り入れている病院は増えてきており、全国にいる患者さんのためには普及してほしいところですが、現在の日本のオーソモレキュラー治療のあり方が、その普及をさまたげている面もあるかと感じています。

なぜ特定の高価なサプリを勧めるのか

私の著書を読んで受診されたある患者さんは、日本で栄養療法を行っているクリニックで「海外の安いサプリは効果が乏しいため、必ず医療用サプリを使わないといけない」との説明を受けたそうです。

アンドリュー・ソウルは「自分は特定のメーカーのサプリを推奨することはしない。ディスカウントストアに行って一番安いビタミンCを買いなさい」と述べています。「あなたがあなた自身の医師」であることを、どんな人でも実践できるように配慮しているのが欧米のオーソモレキュラーのすばらしいスピリットです。

特定のサプリでないとダメというのは、欧米のオーソモレキュラーのスピリットとは全く異なることです。私はiHerbやAmazonなどで誰でも購入できる、コストパフォーマンスのよいサプリメントを選択し、ご紹介しています。著書でご紹介したために、私が使いたいものが売り切れたときもありましたが、みなさんと同じ列に並んで入荷を待ちました。

製薬メーカーが医師に資金提供するように、私がサプリメントメーカーや通販会社から報酬をもらうようなことも、当然ながらありません。

日本の病院で勧めるサプリメントの中には、一定のラインを揃えると、最低でも月額10万円はかかるものもあるそうです。中には30万円も使っていたというFacebookの友達もいました。

そんなに高価なものは、セレブでなければつづけられません。

私がご紹介しているビタミンサプリは、健康維持や病気予防、軽度の症状改善のためのATPセットなど基本のビタミンをすべて購入しても、月に約6千円くらいです。ビーレジェンドプロテインならば、月に2千600〜3千200円といったところです。

なぜ、わざわざソイプロテインを使用するのか

第1章でも述べましたが、ソイ（大豆）プロテインよりホエイプロテインが、圧倒的に効果が高いです。なぜ、わざわざソイプロテインを日本で使用するのでしょうか。「筋タンパク合成率においてホエイはカゼインよりも93％高かった」「ソイよりも18％高かった」「トレーニング後に摂取した場合、ホエイの筋タンパク合成率はカゼインよりも122％高く、ソイよりも31％高かった」と、山本義徳氏の著書『アスリートのための最新栄養学』でも調べられています。

筋肉と同様に内臓の修復にもホエイの方が圧倒的に有効です。

また、ソイプロテインの摂りすぎは、甲状腺機能障害を引き起こすこともあり、多くのタンパク質を摂取するためにリスクを伴うことになります。

なぜ効果が乏しいヘム鉄を使用するのか

ヘム鉄サプリは、日本のローカルサプリです。高価な割には効き目が弱いことから、サプリのヘム鉄ではなく、キレート鉄（フェロケル）を選択しています。キレート鉄は鉄過剰を起こすと主張されますが、第2章でご説明した通り、経口投与での過剰症の心配はありません。

鉄欠乏性貧血関連の書籍に、ヘム鉄を45mg投与した場合のフェリチン値の推移が載っていました。

ヘム鉄サプリは1錠が6〜15mgですので、かなり大量に投与したことになります。その値を見てみますと、1年ごとにフェリチン値は上昇しているものの、5年間でフェリチン20から35に上昇した程度です。

キレート鉄のNowアイアン36mg×2錠なら、ヘム鉄で1年かかっているところを、2か月で同じ程度上昇させます。

つまり、ヘム鉄サプリを飲んでいたら5年かかるところを、キレート鉄のNowアイアンなら10か月で達成できることになります。効果は歴然としています。しかも、キレート鉄は1か月千円くらいですので、断然安価です。

アンドリュー・ソウルが書いた『Doctor Yourself』のがん治療の章には、次のような記述があります。

「もし医師から鉄を飲む必要があるといわれたら、副作用のため飲みづらいフェログラデュメットより、副作用の少ないフェルムを選択する。キレート鉄はさらに吸収率が良い。鉄はビタミンＣと一緒に服用すると吸収率が高まるが、ビタミンＥと同時に飲んではいけない」

当然ながら、ここにヘム鉄に関しての記述は一切ありません。そもそも選択肢としてないからです。ヘム鉄は日本だけのローカルサプリです。効果も乏しいものを長期間飲みつづける必要はないでしょう。

ナイアシンアミド１０００㎎では効果がない

ナイアシンについては先にも述べましたが、さまざまな慢性疾患からの回復に欠かせない栄養素です。ナイアシンを摂ると、一時的な副作用で顔がほてる、汗をかく、赤くなる、しびれる、じんましんが出るなどの症状が出ることがあります。ナイアシンの末梢神経拡張作用によるもので、1時間ほど経てば治まります。これをナイアシンフラッシュといいます。ナイアシンアミドは、ナイアシンフラッシュを起こしにくいとされます。

こうしたフラッシュの作用が理由なのか、日本での栄養療法の多くは、ナイアシンアミド1000㎎と勧めていますが、ナイアシンアミドは最低2000㎎が必要で、ナイアシンとの併用で3000㎎を目指して増量しないと効果は期待できません。

このように、わざわざ治らない方法を選択しているとしか思えない、時代遅れの治療をつづけていては、日本での分子栄養学の普及が遅れます。

よく勉強されていて賢明な一般の方は、どうすればベストなのかを既にご存じです。一般人の知識が専門家を軽く凌駕する時代です。

第４章

分子栄養学に基づいた慢性疾患の症例集

実際に治した症例を提示できる治療こそが、あらゆる患者さんにとっての良い治療です。借り物の理論を組み合わせた論文は患者さんのメリットになりません。

当院は精神科ですが、近年は心の不調で受診される方だけでなく、慢性疾患のご相談が増えてきました。すでに多くの方がプロテインやメガビタミンを開始しています。

基本的な治療の順番は第３章に示した通りですので、それに本章の個別疾患の症例を参考にすれば、ご自分で開始できるでしょう。

症例の血液検査が示す数値の解説

症例では受診時の血液検査の数値が登場しますので、その検査項目について最初にご説明しておきます。一般的に、基準値とは、健康な人の多くの検査データを基にして、統計学的に求められた数値のことで、95%の人が基準値の範囲に該当しているといわれています。

なお、BUN（尿素窒素）とMCV（赤血球恒数）、およびフェリチンについては、当院独自の基準で判断しておりますので、「当院の目標値」として記しています。

・BUN（尿素窒素）……血液中の尿素に含まれる窒素成分のことです。クレアチニンとBUNの両方が高い場合は腎機能障害、基準値未満はタンパク質摂取不足です（重症の肝機能障害のときにも低くなります）。

〇一般的な基準値　8～20（㎎／㎗）

●当院での目標値　15～20（㎎／㎗）

・ＲＢＣ（赤血球数）……赤血球の数で、基準値未満は貧血が疑われます。

○一般的な基準値　男性：４３０～５７０（万個／μℓ）
　　　　　　　　　女性：３８０～５００（万個／μℓ）

・Ｈｇｂ（ヘモグロビン）……血液中の鉄の量で、基準値未満は貧血が疑われます。

○一般的な基準値　男性：13・0～16・6（g／dℓ）
　　　　　　　　　女性：11・4～14・6（g／dℓ）

・ＨｂＡ１ｃ（ヘモグロビンエーワンシー）……ヘモグロビンと糖が結合した糖化ヘモグロビンです。６・２以上になると糖尿病と診断されます。糖尿病はこの数値を下げることが大事です。

・ＡＬＰ（アルカリホスファターゼ）……肝臓、胆道の病気やがんの転移を診る数値です。ＡＬＰが２００未満の場合、亜鉛不足です。

○一般的な基準値　１００～３２５U/L

・ＭＣＶ（平均赤血球容積）……赤血球の大きさで、基準値未満では鉄欠乏性貧血が疑われます（鉄欠乏性貧血＝小球性貧血）。逆に大きすぎる場合（大球性貧血）には、ビタミンＢ12不足、葉酸不足が疑われます。

○一般的な基準値　80～１００（fℓ）

●当院での目標値　95～98（fℓ）

・フェリチン……鉄分を貯蔵しているタンパク質の量です。

○一般的な基準値　男性：20～２２０（ng／mℓ）

女性：10～85（ng／mℓ）

●当院での目標値　１００（ng／mℓ）

フェリチン値について

健康診断で鉄の指標となるのはヘモグロビン値ですが、真の鉄不足の指標となるのは

「フェリチン値」です。ヘモグロビンは血液の中で活動している鉄分です。一方、フェリチンは内部に鉄を蓄えることができるタンパク質で、肝細胞などを中心として全身に分布しています。血液中の鉄分が不足すると、フェリチンに蓄えていた鉄分が放出され、血液中の鉄分量を調整します。ですから、ヘモグロビン値が正常でもフェリチン値が低下していれば、鉄の貯金が減っていることになり、鉄不足の症状が出ます。

フェリチンは一般の健康診断では測定してくれませんが、フェリチンの測定が重要だということに気づいた病院は増えています。

症　例

ＡＤＨＤ傾向の5歳の男の子、1年間のプロテイン＋メガビタミンですごいことになった

以前『うつ消しごはん』でもご紹介したＡＤＨＤ傾向のある男の子です。

母親は妊娠中から貧血を指摘されており、ＢＵＮは1桁と重度のタンパク不足が窺えました。平成29年9月から、高タンパク／低糖質食＋プロテイン＋鉄＋メガビタミンで劇的に良くなっていきました。

男の子は多動で落ち着きがなく、言葉の遅れも感じられたことから、会話が成立しにくい状態でした。喘息の治療も受けていました。またピアノを習っていましたが、体幹が不安定なので良い姿勢で弾くことができません。血液検査では、フェリチン64でした。

お母さんが私の症例集を見て、サプリメントを選択し、男の子に与えることにしました。チュアブル鉄27㎎×3～4錠。高タンパク／低糖質食を開始し、キレート鉄27㎎、ビタミンＢ50、ビタミンＣ、オメガ3を開始しました。

平成30年3月、当院を受診。プロテインをお勧めし、インクレミンシロップ（鉄剤）を処方しました。

ビタミンA10000IU、
ビタミンB50×1／2錠、
ナイアシン250mg、
ビタミンC2000mg、
ビタミンD5000IU、
ビタミンE400IU、
その他にオメガ3、また亜鉛とマグネシウムも摂取してもらいました。

6月には、BUN13・9、フェリチン127になっていました。

その結果、落ち着きが出てきて、会話も普通にできるようになりました。お母さんが喜んでいた変化としては、以前は音楽教室でも落ち着きがなかったのが、じっと立って歌えるようになり、皆と一緒の作業ができるようになったことです。ピアノの先生からは、急に体幹がしっかりしてきたといわれたそうです。自ら友人を誘い、遊ぶようにもなりました。気がかりだった喘息症状も出なくなったのです。

母親は薬剤師とのこと。私が出した症例集を完璧に理解してくださり、しっかりと栄養療法をつづけて1年が経過しました。

5歳になった男の子は、待合室に入ってきたとたんにドンドン床を踏みならしていましたので、まだ多動傾向はあるようでした。

体重は20kgのため、高タンパク／低糖質食＋プロテイン20g（60cc）×2回（体重×2g）。

ビタミンB50×2錠、

ナイアシン1500mg、

ビタミンC2000mg、

ビタミンE400IU×2錠、

オメガ3、

ビタミンA25000IU隔日、

ビタミンD10000IU隔日、

その他、亜鉛、マグネシウムです。

鉄はフェリチン200になったので終了しています。

平成31年1月の数値はBUN14・9、フェリチン208でした。

その結果、ピアノがとても上手になり、ピアノの先生から「彼はピアノの天才だ」といわれたそうです。体幹がしっかりして、運動神経が格段に良くなりました。

母親のいうこともよく聞けるようになり、情動も非常に安定しています。母親は全く教えていないにも関わらず、ひらがな、カタカナはすべて読み書きでき、漢字も一部書けます。足し算もできて時計も読めるそうです。自転車も乗り方を教えていないにも関わらず、乗れるようになりました。

この1年で知能が急速に伸びて、5歳とは思えないレベルに成長しています。「小学校に入ったら成績トップかもしれないね」と声をかけました。

症例

アルツハイマー病も3か月間の治療で改善

50代後半の男性です。平成28年頃から物忘れがひどくなっていました。いつも物を探してばかりで、忘れ物を取りに戻っても何を取りに行ったのかわからなくなる、という状態になりました。

そのうち、これまで普通に行っていたスーパーへの道順がわからなくなることがありました。平成30年7月の広島豪雨災害のときは、家への帰り方がわからなくなり、なかなか帰宅されないので、ご家族はたいへん心配されたそうです。

平成30年11月に奥さんが私のFacebook記事を読んで、奥さん同伴で受診されました。

このときの検査結果は、HDS－Rが23点、数唱は4／4、遅延再生は6／6、MMSEは26点でした。HDS－R21～25点は軽度認知障害と診断されます。

認知症検査に用いる指標

・ＨＤＳ－Ｒ（長谷川式認知症スケール）：日本で最も用いられている認知症テスト。30点満点で20点以下なら認知症。
・数唱：１００－７の計算や数字の逆唱などの計算。４点満点でレビー小体型認知症（ＤＬＢ）では低下しやすく、アルツハイマー型認知症（ＳＤＡＴ）では保持される。
・遅延再生：覚えてもらった３つの言葉を後で思い出してもらう。６点満点でレビー小体型認知症では保持され、アルツハイマー型認知症では低下する。
・ＭＭＳＥ：世界で最も用いられている認知症テスト。30点満点で20点以下なら認知症。21～25点は軽度認知障害（ＭＣＩ）。

男性は宙を見るような呆然とした表情をされていました。顔色も悪く、シミが目立つことから、糖化が進んでいることが窺えます。お聞きすると、やはり甘いもの好きとのことでした。

この日から、高タンパク／低糖質食＋プロテイン20g（60cc）×2回、ビタミンB50、ナイアシンアミド500、ビタミンC1000、ビタミンE400を開始しました。

初診時、BUN14・4、フェリチン359でした。

1週間後の再診では、プロテインは毎日2回飲んでおり、お菓子やパンはやめるなど、糖質は意識して減らしてくれました。ビタミンは毎日2回飲めているとのことです。

処方薬はないことから、3か月毎に通院して経過を報告していただくことになりました。

その後、奥様からFacebookのシェアコメントで、「一時期、本当にどうしようもなくボーっとして無反応だった頃から見れば、かなり改善しています」とご報告がありました。

若年発症のアルツハイマーで、認知症テストでは軽度認知障害（MCI）の段階です。

ビタミンB50は3〜6錠に増量、ナイアシンアミドは2000〜3000mgに増量（吐き気が出ない最大量）。ビタミンEは2000IUを目標に増量をアドバイスしました。ベンフォチアミン（ビタミンB1）も150mg×2〜5錠の追加をお願いしました。

認知症の改善には、メガビタミンB1＋メガナイアシン＋メガビタミンEが基本です。

初診から3か月経過し、奥さんと共に再受診されました。

HDS－Rは26点、MMSEは24点と、点数自体はさほど変化はありませんでした。

しかし、ひと目見て明らかに顔色がワントーン明るくなっていました。

奥さんによると、よくしゃべるようになり、話しかけると反応が出るようになったとのこと。また、本を読めるようになったので、料理本を見て料理をするようになったそうです。目つきがしっかりしてきたということで、喜ばれていました。

奥さんが食事とサプリメントをしっかり管理されているので、頼もしい限りです。

プロテイン20g（60cc）×２回＋高タンパク／低糖質食。砂糖と小麦はすべてやめ、米は時々少量のみ。

ベンフォチアミン　１５０mg×２錠、

ビタミンＢ50×４錠、

ナイアシンアミド　５００mg×４錠、

ビタミンＣ１０００×３錠、

ビタミンＥ４００×４錠、

を毎日継続しています。

その後、マグネシウムを当院で購入し、

ビタミンＡ２５０００ＩＵ、

ビタミンＤ１００００ＩＵ、

セレン200mcg、
そしてレシチンを追加していただきました。

令和元年8月、治療を開始してから9か月が経過しました。

HDS－Rは27点、MMSEは27点と、上昇されていました。

そして前回追加したマグネシウムを当院で購入し、ビタミンA25000IU、ビタミンD10000IU、セレン200mcg、そしてレシチンにオメガ3も加えて継続されました。

すると、反応はかなりはっきりしてきたということで、日常会話は問題なくできるようになるまで改善しました。

表情が豊かになり、冗談がいえるようになったそうです。

さらには、料理もできて元気が出てきたということで、アルバイトまで始めたいといい出されたそうです。すごい変化だと驚いておられました。

振り返れば、男性の母親は甘いものが大好きで、糖尿病を患っていたといいます。そうした環境でしたので、ご本人もこれまでは糖質ばかり食べていたそうです。

このケースからわかるように、認知症は、長年の糖質過剰による、質的栄養失調が原因です。重症筋無力症、パーキンソン病などの他の神経難病も原因は同じです。

食生活をお聞きすると、白米と漬け物だけで済ませたり、無類の甘いもの好きのため、間食にお菓子ばかり食べていました。

奥さんの実感だけでなく、ＨＤＳ－ＲおよびＭＭＳＥも改善しており、数値的にも明らかに効果が出ています。

次回に向けては、ベンフォチアミン、ビタミンＢ50、ナイアシンアミドをもっとメガ盛りにしてもいいとアドバイスしました。

抗認知症薬として、アリセプトやレミニールなどを処方する医師が多いと思いますが、効かない薬よりも、この分子栄養学を選択すべきです。

この認知症などの神経難病を改善するのは、「頭の良くなるレシピ」ですので、中高生が実践すればＩＱ20（偏差値10）のアップが期待できます。

症例

アルツハイマー型認知症は進行しない

さらに2つのアルツハイマー型認知症の症例をご紹介します。

まず、70代前半の男性の症例です。平成26年9月に奥さんと共に来院されました。HDS－Rは20、数唱は4／4、遅延再生は2／6、MMSEは21でした。診断はアルツハイマー型認知症（SDAT）です。もともと甘いものが好きでたくさん食べていたそうです。

奥さんに高タンパク／低糖質食を指導しました。以後、奥さんが食事管理をきっちりなさっています。

平成29年10月、3年経ちましたが、HDS－Rは20、数唱は4／4、遅延再生は2／6、MMSEは21でした。その後は認知症症状の進行はありません。

次は80代前半の女性の症例です。平成26年10月に娘さんと共に来院されました。ＨＤＳ－Ｒは17、数唱は３／４、遅延再生は１／６。ＭＭＳＥは22。診断はアルツハイマー型認知症（ＳＤＡＴ）です。以前は一人暮らしをされていましたが、認知症症状が目立つようになったため、娘さん一家と同居するようになりました。娘さんに高タンパク／低糖質食を指導し、以後やはり娘さんが食事管理をしてくださっています。

平成29年10月、３年経ちましたが、ＨＤＳ－Ｒは26、数唱は４／４、遅延再生は４／６。ＭＭＳＥ23。認知症の症状はなんと改善していました。アルツハイマー型認知症は慢性に進行する認知症ですので、ＨＤＳ－Ｒの検査では毎年３点ほど低下していくとされています。レミニールなどの抗認知症薬は、認知症を改善させるものではなく、病気の進行を１～２年程度ゆるやかにする作用の薬です。

この症例でも同薬は使用していますが、薬の効果よりも食事改善の効果が圧倒的に大きいと判断しています。アルツハイマー型認知症は、最近では「３型糖尿病」とも呼ばれており、糖質の過剰摂取により発症して進行するとされています。患者さんの食歴を聞くと、大盛りご飯に漬け物、饅頭などの甘いもの好きの人がとても多く、何十年もそのような食事をつづけたことに原因があるのは明らかです。

それでも、年単位で高タンパク／低糖質食を行うと、認知症の進行を抑制できますし、改善する場合もあります。

本来ならば、ビタミンB50、ナイアシン、ビタミンC、ビタミンEなどのメガビタミンを加えればさらに効果が望めると思いますが、ご家族に分子栄養学の知識がないため、まだ実行できていません（認知症治療とのパラダイムが違いすぎて、まだ説明しても理解されそうにないためです）。

症　例

過食症の女性も2週間で改善

30代後半の女性です。看護師として働きながら、夫と子ども3人の5人暮らしをしています。平成26年に第3子を出産されてから、過食・おう吐が始まりました。夫の言動のすべてにいら立ち、何もかも許せないというだけでなく、子どもに対してもイライラして怒ってばかり。自分が嫌になるといって落ち込んでばかりの日々でした。

そんなときに『うつ消しごはん』に出会い、平成31年2月、ご自分でプロテイン＋卵＋肉＋低糖質食を開始しました。

しかし、プロテインは1日20g（60cc）×3回飲めるのですが、そのあとにどうしても糖質を摂取してしまい、糖質摂取後は「太ってしまうのではないか」と不安になり、無理やりおう吐。こうした過食おう吐は毎日2～3回もあったということです。

平成31年3月、他院での血液検査のデータをご持参のうえ、当院を受診されました。

BUN18・8、ALP160、フェリチン7・5と、重度の鉄・タンパク不足でした。処方薬はプロマックD（亜鉛）、フェルム（鉄剤）の2種類。サプリメントは、鉄のNowアイアン36㎎、ビタミンB50、ナイアシンアミド、ビタミンC1000、ビタミンE400を開始しました。

再受診の2週間後、「以前は毎日2〜3回あった過食が週1回に減った」ということです。目覚ましい変化としては、「全くイライラしなくなった」ということです。糖質への欲求もなくなってきました。再診ではナイアシンアミド500×2錠を500×4錠に増量しました。

〈過食症の方のプロテイン＋サプリ推奨量〉

・プロテイン20g（60cc）×3回（朝昼夕）
・Nowアイアン36㎎×3錠（夕3錠）
・ビタミンB50×2錠（朝夕1錠）
・ナイアシンアミド500×4錠（朝2錠、夕2錠）
・ビタミンC1000×3錠（朝昼夕1錠）

・ビタミンＥ４００×２錠（朝２錠）

ほとんどの過食症は、プロテインが十分量飲める場合はすぐに改善しますが、フェリチンが1桁でしたので鉄を補わないとすぐには改善しません。

鉄の推奨量は、フェルム１００mg＋キレート鉄36mg×３錠。イライラや不安に対してはナイアシンアミド５００mg×４錠を服用してください。

甘いものをやめられないのは、意思が弱いからではありません。糖質を用いたエネルギー代謝ではＡＴＰが少量しか生産できず、生きるエネルギーが足りなくなり、懸命にエネルギー源を摂ろうとするからです。ＡＴＰを量産できる好気性解糖（クエン酸回路＋電子伝達系）が働くようになれば、パンやお菓子などの糖質への欲求に悩まされることはなくなります。

症例

2年の経過を持つリウマチも3か月で完全回復

リウマチを患っている50代前半女性です。平成29年3月に両足親指第2関節がはれて、痛みが出ました。平成29年7月には、左手親指第3関節がはれて痛みが出ました。平成30年6月、関節リウマチの診断が確定しました。平成31年1月より、メトトレキサート（抗リウマチ薬）の服用を継続されていました。

平成31年2月に入り、リウマチを治した友人から話を聞いて当院を受診されました。若い頃から貧血があり、子宮筋腫に対してピルを服用されていたということです。パンが大好物で、肉が苦手なのでタンパク質は足りていません。血液検査もBUN13・8、フェリチン49と低値でした。

高タンパク／低糖質食＋プロテイン20g（60cc）×2回、そしてキレート鉄、ビタミンB50、ナイアシンアミド、ビタミンC1000、ビタミンE400を開始しました。

翌3月、プロテイン1日20g（60cc）×2回は、しっかり飲めているということでした。お腹の調子も良いので、プロテインは3回に増量をアドバイスしました。花粉症に悩んでいたので、ビタミンA、ビタミンD、セレン、ビタミンKをご自分の判断で開始したそうです。平成31年4月、ムカムカして一時サプリが飲めなくなったそうです。また糖質を食べると、じんましんが出たということでした。

令和元年5月、BUN29・4、フェリチン94まで上がりました。プロテインは1日20g（60cc）×3回を継続し、断糖もできています。2週間前からリウマチの薬はやめましたが、関節痛はないということです。足関節の腫脹がなくなり、靴が履けるようになりました。

現在は次の内容で実践しているとのことです。

プロテイン18～63g、
グルタミン5～15g、
ビタミンC粉末20～22g、
ナイアシンアミド500㎎×2錠、
ビタミンB50×2錠、
ビタミンE400×2錠、

キレート鉄27㎎×2錠、
ビタミンA10000IU、
ビタミンD10000IU×2錠、
ビタミンK100㎍、
セレン200㎍、
ビタミンB6、500㎎×2錠、
亜鉛50㎎／銅2㎎、
パントテン酸500㎎×2錠、
アスタキサンチン4㎎×3錠、
マグネシウム400㎎。
これにナイアシンアミドを2000～3000㎎に増量することをアドバイスしました。
閉経後の女性は、キレート鉄27㎎×2錠で十分フェリチンが上がります。しっかり勉強されており、ほとんどご自分で治してしまいました。私は少しお手伝いをしただけです。
ブログ記事を読み込んで、自分で考えて「花粉症には、ビタミンA、D、K、セレンを開始」という実行力がすばらしいです。

症　例

脊髄小脳変性症も1週間で上向いてきた

60代前半、男性です。30歳から甲状腺機能低下症で投薬治療をつづけています。60歳のときに前立腺がんの手術をされ、61歳のときに心筋梗塞となり、ステント留置治療という、金属製の網状チューブを血管内に留置して血流を確保する治療をなさっています。

平成29年頃から、足が思うように動かない、バランスが取れないという状態になり、声が出しにくいため、好きな歌もうまく歌えなくなりました。奥さんが私の著書を読まれて、平成31年4月から、卵、肉を増やし、ビタミンCを3g開始していました。

令和元年5月、奥さんとご一緒に受診されました。検査数値は、BUN27・7、クレアチニン1・08、T－Cholは128、ALP145、フェリチン135でした。

診察室でお話しをしていても、呂律が回らず、ゆっくりでないとしゃべれません。下肢の失調歩行があり、階段から下りるとき、手すりを持たないと下りられない状態でした。

高タンパク／低糖質食＋プロテイン20g（60cc）×2回、ベンフォチアミン、ビタミンB50、ナイアシンアミド、ビタミンE400、マグネシウムを開始しました。

その1週間後に再診。「米と小麦は完全にやめた、プロテインは規定量を1日2回飲めている」とのことでした。その結果、言葉がはっきりしてきました。歩行についても、階段を手すりに頼らないで下りられるようになったとのことです。

その後3か月経過していますが、病状は悪化していません。早くはしゃべれませんが、言葉はとてもはっきりしており、体の動きも悪くないようです。

甲状腺機能低下症、前立腺ガン、心筋梗塞、脊髄小脳変性症、と多数の病気を抱えていましたが、これは典型的な長年の質的栄養失調だといえます。この方の場合はクレアチニンが高く、腎障害があるのでBUNの数値は当てになりません。

男性で甲状腺機能低下症となってしまうのは、やはり長年の重度のタンパク不足が原因です。T－Cholの低値は、長年の重度タンパク不足を示します。男性でフェリチン135という数値は低めです。

1週間断糖すれば、食後高血糖がなくなり、血流改善しますので現在の症状も鎮まるでしょう。ビタミン投与の効果はこれからでしょう。

症例

アルコール依存症、酒量が5合から0・5合に

40代後半の男性会社員です。妻と2人暮らしでお子さんはいないとのこと。眠れないために15年以上、毎晩アルコールを飲んでいます。飲酒量は焼酎5合程度ということでしたので、大量飲酒といえる量です。

飲酒量に歯止めがきかなくなっていたので、アルコールをやめようと思い、飲まないようにしていると、ひどい耳鳴りが毎日6時間以上つづくため、4時間しか眠れませんでした。そのため令和元年5月、精神科クリニックを受診し、ルーラン（抗精神病薬）2錠の処方を受けていました。

その後、インターネットで当院を知り、5月のうちに受診されました。検査の結果はBUN24・3、フェリチン201、中性脂肪321、HbA1cは6・1でした。

高タンパク／低糖質食＋プロテイン20g（60cc）×2回。ナイアシンアミド、ビタミン

B50、ビタミンC1000を開始しました。

1週間後、プロテインを規定量飲んで、ナイアシンアミド500㎎×2錠を追加したところ、アルコールを飲む量が減ってきました。そこでナイアシンを加えました。

翌6月の診察では、プロテインを継続しているということでしたので、ナイアシンアミド500㎎×4錠＋ナイアシン500㎎×2錠に増量してもらいました。症状としては、耳鳴りが減って楽になってきたとのこと。アルコール量も減り、夜も眠れています。

令和元年7月、プロテイン2回を継続。ナイアシンアミド500㎎×6錠＋ナイアシン500㎎×2錠に増量し、iHerbで亜鉛、マグネシウムを買って飲み始めました。すると、耳鳴りは全くなくなりました。夜も眠れています。ルーランを中止しましたが、問題ないそうです。アルコール量は、以前の5合から、1〜1・5合に減らすことができました。さらに代謝を良くするために、ベンフォチアミンを追加しました。

令和元年9月、ベンフォチアミンを追加してから、飲酒量は0・5合に減りました。

機能性低血糖患者は、糖質への渇望を覚えますが、それと同じように、アルコール依存症の患者さんは栄養不足により、アルコールへの渇望が生じます。アルコール代謝のために、タンパク質、ビタミンB1をはじめとするB群、ナイアシン、ビタミンC、亜鉛などが消費されます。

アルコール依存症にもまずプロテイン服用、そしてナイアシンを投与します。

アルコール依存症の治療の基本としては、ナイアシン３g＋ビタミンＣ10～20g＋B50コンプレックス６錠、プロテイン40g（１２０cc）、レシチン＋クロム＋マグネシウムをお勧めします。

欧米オーソモレキュラーの治療実績によると、ナイアシンを飲んだ３分の１の人が断酒できて、３分の１の人がアルコール量を減らすことができるとあります。当院の治療でもアルコール依存症ではないものの、ナイアシンを飲むようになって、多くの人はアルコール量が少なくなっています。

症例

双極性障害（躁うつ病）にも、高タンパク／低糖質食＋メガビタミンは効果あり

30代男性です。10年前から双極性障害で治療を継続しています。気分安定薬として、リーマス、デパケンを、睡眠導入剤として、セロクエル、ドラール、ダルメート、デジレルを服用されていました。

薬なしで眠れるようになりたい、と初診に来られました。Facebook記事を見ている奥さんの助言で、1か月前から高タンパク／低糖質食を開始されていました。iHerbで鉄、B、C、亜鉛、マグネシウムを開始しました。

その結果、体重が3kg減った、イビキをかかなくなった、下痢が止まった、疲れて寝込むことがなくなり、元気になったという効果がありました。ナイアシン、ビタミンEも開始しました。

ナイアシンは気分安定効果、熟眠効果があります。500㎎で開始して少しずつ増やし、

２０００～３０００㎎を摂取できるのが目標です。ビタミンＥは水溶性ビタミンの作用を強くする効果があります。４００～８００ＩＵを摂れば、３か月後には眠前薬を大幅に減らせます。

症例

社会不安障害＋恐怖症で10年以上投薬を受けていた患者、高タンパク／低糖質食＋メガビタミンでほぼ完治

30代前半の男性です。18歳でイジメに遭い、同世代の人への恐怖が強まりました。大学に入学するも1か月で退学してしまったそうです。その後は予備校に通ったり、バイトに就いたりしたものの、強い対人恐怖のために、長続きしませんでした。平成20年5月より大学病院に通院されていました。フルボキサミン（選択的セロトニン再取込阻害薬：ＳＳＲＩ）３００mgと認知療法で恐怖感はやや軽減し、作業所に通えるようになっていました。

平成22年5月より当院に通院するようになりました。「誰かに噂されているような気がする」「悪口いわれているような気がする」といつも訴えていました。その頃は私もまだ分子栄養学に触れる前でしたので、なんとか悪化させないような標準治療を行うのみでした。平成26年5月より、欧米のオーソモレキュラーを参考に、ナイアシン５００mgを開始しました。平成26年10月にはナイアシン５００mg×5錠に増やしました。かなり気持

ちが前向きになり、人の声も気にならなくなってきたと報告してくれました。そこから、糖質制限食＋Ｂ50＋Ｃを開始しました。

平成27年6月になると、かなり状態は改善し、バイトも1年以上つづいているといいます。平成28年4月、ＢＵＮ7・7と低タンパク質でしたので、プロテインを開始しました。平成29年4月にはフルタイムで働くようになりました。

平成30年3月、久しぶりに来院されましたが、薬は減らしており、1か月処方したものが6か月でなくなるペースになっていました。ナイアシン3g＋ビタミンＢ50×3錠＋ビタミンＣ1000×3錠＋プロテインを継続中でしたので、ビタミンＥ400、マグネシウムも開始しました。

大学病院ではフルボキサミンを300mgも処方されていました。これはかなりの高用量です。通常は150mgまでです。

当院でもかなり症状が重く治療困難だった症例です。しかし、高用量のナイアシンが効果を発揮したおかげで、フルタイムで就労できるようになり、服薬量も大幅に減らすことができました。時間はかかりましたが、今なら最初から高タンパク／低糖質食＋プロテイン＋ナイアシン＋ＡＴＰセットですから、もっと早く回復できると思います。

症　例

多発性硬化症に対するオーソモレキュラー治療、半年でほぼ完治

30代の男性です。平成26年7月に体に力が入らなくなり、歩けなくなってしまいました。足にはしびれがあり、手も脱力することがあります。公立病院の神経内科では多発性硬化症（MS）と診断されました。

治療として、インターフェロンβの筋肉注射が行われました。平成29年5月に私のFacebookの記事を見て当院を受診されました。

食事内容をお聞きすると、やはり糖質過多の食生活でしたので、受診前の3月くらいから高タンパク/低糖質食を始めていました。奥さんによると、発病前の糖質過剰摂取がひどかったそうです。糖質を控えたところ、身長172cmで体重は95kgでしたが、体重が77kgになりました。体調も良くなったという実感がありました。検査の結果は、フェリチン78でした。

ナイアシン、ビタミンＢ50、ビタミンC、ビタミンE、のメガビタミンを開始してもらい、その後にビタミンD、鉄、亜鉛なども追加しました。薬は処方していないので、３か月毎に通院し、フェリチン、ケトン体を測定することにしました。

平成30年1月、体調はすこぶる良好で、脱力症状は全くなくなり、足もしびれなくなりました。体重は75kg、ＢＵＮ26・5、フェリチン１２７、ケトン体０・３でした。

インターフェロン注射を終了しましたが、症状の再燃はみられていません。

〈多発性硬化症の食事とサプリメント〉

・タンパク質、プロテインスコアで１５０ｇ（体重×２ｇ）を摂る
——プロテイン30ｇ（90cc）×３回、卵３個、肉３００ｇ、糖質は1食5g程度
・ビタミンＢ50×３錠
・ナイアシン５００mg×４錠
・ビタミンＣ１０００mg×３錠
・ビタミンＥ２０００ＩＵ
・ビタミンＤ１００００ＩＵ

・ビタミンＡ２５０００ＩＵ
・キレート鉄27mg×２錠
・亜鉛30mg
・マグネシウム４００mg
・セレン２００mcg

このように難病で治療法がないとされている多発性硬化症が、約半年でほぼ完治しました。１９５０年代にこの治療で完治したことがカナダの新聞に掲載されたと、オーソモレキュラー本に記されていましたが、日本で完治した例ははじめてではないかと思います。この病気に限らず他の神経難病、膠原病、他の慢性疾患もこの治療を行えば改善に向かうはずです。

この男性はとても勉強されており、こちらが驚くほどの知識をお持ちです。ご自分で勉強して自分で治してしまわれました。「多発性硬化症に限らず、すべての慢性疾患はこの治療で治る」と自信をお持ちでした。

まさに、「健康自主管理」「Doctor Yourself」を体現されています。

初診時のフェリチン78は男性の中では低い数値です。長期間、最重度のタンパク不足でした。そのため栄養をこれだけ改善しても、ケトン体がなかなか増えません。それには次のような理由が考えられます。

まず、鉄がまだ足りておらず電子伝達系の機能が低下しているということです。次に、ビタミンＢ群の確率的親和力が低くてまだ足りておらず、クエン酸回路の機能が低下しているということです。ビタミンＣによるカルニチン合成能力への確率的親和力が低く、脂肪酸利用効率が悪いということも考えられます。

確率的親和力とは、ビタミンと酵素が結合する力のことで、個体差があります。いわゆる体質のようなものです。確率的親和力が低くても、その分、たくさんのビタミンがあれば、正常に機能します。

さらなるフェリチン上昇、ビタミンＢ50の増量、アセチル－Ｌ－カルニチンの追加も良いと思います。

若くして多発性硬化症を発症してしまわれたのは、先述のような体質的弱点があるのかもしれません。しかし、体質的弱点はメガビタミンで克服可能だと確信しています。

症例

結節性硬化症に対する分子栄養学治療

結節性硬化症とは、母斑症（神経皮膚症候群）のひとつです。常染色体優性遺伝をする遺伝性疾患であり、顔面血管線維腫、てんかん、精神発達遅滞の3つの症状が特徴（3主徴）です。日本では、難治性疾患克服研究事業の対象となっています。

そんな20代前半の女性です。両親との3人暮らし。生後9か月で点頭てんかんを発症し、結節性硬化症と診断されました。以後20年以上、デパケン、アレビアチン、トピナなどの抗てんかん薬を服用し、発作はコントロールされています。

重度の発達障害があり、特別支援学校高等部の頃からは幻聴もあったそうです。「車のライトから攻撃される」といって、パニックになり暴れるため、精神医療センターで抗精神病薬のリスパダールを投与されていました。20歳のときに自然気胸の経験もあります。

平成29年4月、Facebookの記事を読んだご両親と共に当院を受診されました。顔面に発赤を伴う多くの発疹がありました。

情動不安定でパニックになり大声を出すため、リスパダール0・5mgを毎日7包服用させています。しかし薬を減らすと騒いでは、大声を出してしまうそうです。検査ではBUN12・3、フェリチン57でした。

高タンパク／低糖質食を指導し、フェルム処方。ナイアシン500mg、ビタミンB50、ビタミンC1000、ビタミンE400を開始しました。

平成29年7月、BUN15・4、フェリチン60になりました。白米やパンはやめて、高タンパク食をつづけています。ナイアシンは500mgで開始し、2000mgまで増量しました。これでかなり穏やかになったため、リスパダール0・5mg×2包に減量できています。

平成30年1月、BUN11・1、フェリチン227でした。鉄不足を改善したので、フェルムは隔日に減量し、プロテインを追加しました。

平成30年4月、易怒性がなくなってイライラしなくなり、落ち着いています。リスパダールは0・5mg×2包で維持。高タンパク／低糖質食を継続し、プロテインを毎日飲んでいます。顔面の発疹はほとんどなくなり、肌がとてもきれいになっていました。

サプリメントは、

ナイアシン2000mg、
ビタミンB50×2錠、
ビタミンC1000×4錠、
ビタミンE400×2錠。
すっかり落ち着いたので、両親も喜んでおられました。
国の難病に指定されている結節性硬化症が、1年で顕著に改善しました。遺伝的弱点は、分子栄養療法にて克服可能であることは明らかです。
1年で皮膚がすっかりきれいになっていますので、皮膚と同じ外胚葉由来の脳の機能も改善していることでしょう。

症例

最重度のアトピー性皮膚炎の治療

40代前半の女性です。家族は夫、子どもの3人暮らし。3歳頃からアトピー性皮膚炎があり、ステロイドを塗布していました。もともと貧血がありヘモグロビン（Hgb）は8・8と低いのですが、鉄剤はムカムカするので飲んでいないとのことです。ダイエットをして7kg減量しましたが、耐糖能の指標のHbA1cは5・7となかなか下がらないことを気にされていました。アトピー性皮膚炎のため、顔、首のかゆみあり。仕事から帰るとグッタリ疲れて家事ができず、なまけものみたいにダラダラしてしまうと嘆きます。

平成30年7月、当院受診。血液検査はBUN15・5、RBC462、Hgb9・4、フェリチン6でした。

そこで、高タンパク／低糖質食＋プロテイン20g（60cc）×2回、フェルム処方。

Ｎowアイアン36㎎×１～３錠、
ビタミンＢ50×2錠、
ビタミンＣ１０００×２錠、
ビタミンＥ４００×１錠、
を開始しました。

平成30年8月には、卵、肉をしっかり食べ、糖質は減らしていました。プロテイン規定量は飲めています。ただし、鉄は胃が悪くなるので1錠しか飲めていません。手がツルツルになり、化粧のノリも良くなっていました。

平成30年9月、体力がついて元気になりました。４階まで階段を上れるようになったことに驚いていました。以前は息切れして、とても無理だったからです。皮膚の状態は良かったり悪かったりですが、ステロイドの塗布量は大幅に減ったということです。

ビタミンＡ２５０００ＩＵ、
ビタミンＤ１００００ＩＵ、
セレン２００mcgを追加してもらいました。

最重度のアトピー性皮膚炎は、最重度の鉄・タンパク不足です。鉄剤が飲めないのも最重度のタンパク不足です。重度の貧血も合併されていたので、貧血の治療は、タンパク質、鉄、ビタミンB6、葉酸、ビタミンB12、ビタミンC、ビタミンEが必要です。

タンパク質が満たされて、Nowアイアンが3錠ぐらい飲めるようになれば、改善は加速するでしょう。

HbA1cも高タンパク/低糖質食を継続していれば改善すると思います。40代なので、皮膚の代謝回転2回転で100日、3回転で150日と考えれば、まだ治療を開始して60日なので今後に期待が持てます。

令和元年9月現在もフェルムを処方しており、定期的に通院されています。

アトピー性皮膚炎はすっかり良くなっており、「自分がアトピーだったことを忘れてしまいそうな感じです」といわれます。

症例

睡眠薬依存（ベンゾジアゼピン依存）には ナイアシン

40代後半の男性です。大学卒業後、大手製薬メーカーに勤務されていました。35歳のときに、うつ病を発症して休職。精神科クリニックに通院したものの、仕事に復帰できず退職となり、以後は無職とのことです。

退職後にうつ病は治ったものの、その後10年以上睡眠薬に依存しています。

当院には平成22年より通院されています。不眠、不安の訴えがつづき、「眠れないので薬を増やしてほしい」と毎回訴えられます。当院の他に、他のクリニック数か所でも睡眠薬をもらったりするなどの行動があります。

精神科病院にも何回か入院したり、ダルク（薬物依存リハビリ施設）に通所、入所もしましたが、改善には至っていません。離婚されてご実家で生活されていますが、お母さんは、「うちの息子はもうどうにもならない、治らない」と嘆いておられます。ここ数年で糖尿病となり、メトグルコ、スーグラを飲まれています。

糖質を減らすよう何度もお伝えしましたが、実行してくれません。毎晩コンビニに行き、夜食にカップ麺などを食べています。

眠前薬は、ヒルナミン＋ニトラゼパム＋フルニトラゼパム＋レクサプロを服用されています。睡眠覚醒リズムが悪く、作業所も休むことが多いということです。平成30年1月の検査数値は、ＧＯＴ85、ＧＰＴ１４６、中性脂肪３５３、ＨｂＡ1ｃは６・１です。

ここまでの経過は、非常に厳しい状況です。精神科病院、精神科クリニックには、こうした患者さんが何人かいらっしゃると思います。睡眠薬も減らせないし、糖質制限もできない。重度睡眠薬依存＋脂肪肝＋糖尿病という状態です。

平成30年3月、ナイアシン＋ビタミンＢ50＋ビタミンＣ１０００を開始しました。この時点で体重は89kgでした。ナイアシンは５００mgで開始し、フラッシュがなくなれば増量。ビタミンＢ50×2錠、ビタミンＣ１０００×3錠も飲んでもらいました。

平成30年4月、体重87・8kgと少し減量。ナイアシンはフラッシュがなくなったので１０００mgとしました。「ビタミンで少し元気が出たような気がする」とのこと。

平成30年6月、体重85・2kgと減量。ナイアシン２０００mgに増量しました。ビタミンで体調が良くなり、気分がスッキリしてきたようです。GOT36、GPT75、中性脂肪289、HbA1cは5・8と、改善してきました。そこでプロテインも勧めました。平成30年9月、体重は84・0kg。ナイアシン2000mgとプロテイン20g（60cc）×2回を3か月継続したところ、体が軽くなり、夜はしっかり眠れるようになったとのこと。不安感も軽減し、とても落ち着いているとのことです。

薬物依存（アルコール依存も含む）にはナイアシン＋ビタミンC＋ビタミンB50。ビタミンEもあった方がさらに良いでしょう。ナイアシンで、不眠、不安が改善します。ビタミンB50でエネルギー代謝（クエン酸回路＋電子伝達系の好気性代謝）が活性化し、脂肪酸をエネルギー源として使用しやすくなります。ビタミンCは、脂肪酸のミトコンドリアへの取り込みに必要なカルニチン合成の補酵素です。

したがって、ビタミン剤だけでも体重減少効果はあります。糖質制限ができれば一番良いのですが、プロテインを飲めば糖質摂取量が自然に減ります。糖質摂取量が減れば当然、体重減少効果があり、脂肪肝、糖尿病も改善します。

症例

不整脈、高血圧も10日で完治した

60代前半の会社経営者、男性です。10年前から毎年検診で高血圧を指摘されていたものの、降圧薬は服用していませんでした。

平成29年10月、検診で陰性T波、徐脈を指摘され「要精密検査」となりました。平成30年10月の検診では、再び不整脈を指摘されました。そのため、私のブログ記事、本を読んで他県のオーソモレキュラークリニックを受診されました。

平成30年11月、不整脈、高血圧を薬なしで治したいと当院を受診されました（当院は精神科・心療内科ですが、この患者さんは主訴が不整脈でした。精神科・心療内科以外の主訴が増えてきているのも現在の当院の特徴です）。

すでに2週間前からプロテイン20g（60cc）×3回＋高タンパク／低糖質食を開始し、ビタミンC1000×2錠、

ビタミンB50×2錠、
ビタミンE400×3錠、
セレン200mcg×1錠、
マグネシウム200mg×1錠、
をiHerbで購入されて開始されていました。

当院では、ナイアシン500mgを追加し、徐々に1500～3000mgに増量し、ビタミンCも6～10gに増量。ビタミンEは2000IUに増量し、CoQ10（ユビキノール）、ビタミンA25000IU、ビタミンD10000IUの追加をアドバイスしました。

その後、この患者さんの会社の社員の女性から、経過についての報告がありました。20年悩んでいた高血圧（190～100）、心拍40くらいが、3日後には、血圧132～74、心拍55に下がり、ずっと安定しているとのこと。診察から10日後には、測定器で不整脈の表示が出なくなったそうです。

この社員の女性もご自分でオーソモレキュラーのクリニックに通い、勉強されていたそうです。なかなかご自身のフェリチンは上がらなかったそうですが、分子栄養学の方法論で、月に5くらいずつ上がり、BUNも、1桁から16まで上がったとのこと。代謝のシステムを踏まえて周囲の方にもフェリチンのことを伝えて、みなさんで「フェリチン値が上がった！」などと話題にされているそうです。

当院を受診する同時期に、知り合いの医師に心電図の結果を見せたところ、「これは異常値だから、すぐに専門医の所へ行ってペースメーカーを入れなさい」といわれたとのことですが、「栄養療法で絶対に治す」といって取り組まれました。

勉強熱心な社員が、社長の不整脈、高血圧を治してしまいました。この方のように、気づいたら自分で治せばいいのです。一般人の知識が専門医を凌駕する時代です。

症　例

ダイエットを希望されて受診された患者の治療

30代前半の男性です。祖母と2人暮らしで、父親が経営する会社の仕事をしています。私の著書をお読みになって、ダイエットのために平成30年7月に当院を受診されました。身長は175cmで体重は125kgと大柄。痛風で薬を飲んでいます。少し前からプロテインを1日1回飲み始めたそうです。中性脂肪430、BUN17・7、フェリチン59でした。男性の中では、かなりの低タンパク質と低フェリチンです。

高タンパク／低糖質食＋プロテイン20g（60cc）×3回。フェルム処方。ビタミンB50、ビタミンC1000、ビタミンE400を標準量で開始しました。

平成30年8月は体重123kg。プロテイン20g×3回＋卵＋肉をしっかり摂取。糖質は控えています。

平成30年9月、119kg。マグネシウムを追加しました。10月には117kg、11月には

１１２・５kg、12月には１０６・６kgと、順調に体重は落ちていきました。体が軽くなるにつれて、体調も良くなったといいます。しかし、糖質制限はだんだんきつく感じてきたそうです。

血液検査では、中性脂肪１０２、ＢＵＮ16・８、フェリチン１１４でした。プロテイン30g（90cc）×３回に増量し、ビタミンＢ、Ｃ、Ｅもメガ量に増量するようアドバイスしました。

男性なのに鉄不足ということは、長年糖質ばかり食べて、深刻なタンパク不足であったことを意味します。まず、プロテイン十分量を毎日複数回＋鉄を摂り、ビタミンＢ＋Ｃ＋Ｅによってクエン酸回路を活性化させます。

その後も順調に体重を落とすことができ、５か月で約18kg減量できました。中性脂肪も正常化しました。

ダイエットは、女性の場合はまず「毎日プロテインを規定量（20g×２回）飲める体になる」ことが最優先となりますので、たいてい男性より時間がかかります。

ピルビン酸をアセチルＣｏＡに代謝する酵素、ピルビン酸デヒドロゲナーゼが機能しなければ好気性解糖（クエン酸回路＋電子伝達系）には入れません。

代謝酵素＝タンパク質なので、タンパク不足では話になりません。タンパク不足をクリアしないダイエットは、必ず失敗します。ダイエットのスタート台に立てる（タンパク質を満たす）まで2～3か月は必要でしょう。

症例

8年間の経過を持つ気分障害女性も、半年でほぼ完治

30代前半の女性です。8年前に仕事でミスをして以降、落ち込んで食事が喉を通らないことが多くなったそうです。つらいことにお父さんはうつ病で自殺なさっています。お母さんもうつ病の既往があるということです。彼女自身も自殺念慮にさいなまれた時期があったとのことでした。そのため、8年間投薬治療を受けていらっしゃいます。

あるクリニックでの診断は双極性障害（躁うつ病）、別のクリニックでの診断は気分変調症（うつ状態）と、診断は異なっていました。仕事は5年前に退職し、以後は無職で婚約者と生活されています。

知人から紹介されたということで、平成30年11月に当院を受診されました。

女性が精神科で訴えられるほとんどの症状、「疲れやすい、イライラする、情緒不安的になりやすい、なかなか眠れない、生理痛が酷い、立ちくらみやめまいがする、やる気が

出ず気分が沈む、過呼吸や喘息が出やすい、じんましんが出やすい」といったことを切々と訴えられました。当院ではうつ病と診断しました。

食事は小麦や甘いものが多く、卵や肉は苦手であまり食べていません。血液検査では、BUN7・2、フェリチン17と、典型的な鉄・タンパク不足でした。薬は寝る前にトラゾドン（催眠作用のある抗うつ薬）25㎎を飲んでいるということでした。早速、高タンパク／低糖質食＋プロテイン2回を開始していただき、フェルム（医薬品の鉄剤）を処方。サプリメントのNowアイアンも併用し、ATPセット（ビタミンB50、ビタミンC1000、ビタミンE400）とナイアシンアミドの服用を指示しました。

平成30年12月、プロテインはお腹がゆるくなるので、少量を2回で継続しているとのことです。賢明な判断だと思います。これまでのタンパク不足のため、消化吸収力が落ちていますから、少量からつづけていくことが大事です。卵や肉も時々食べ、甘いものを減らすように努めたそうです。

平成31年1月、プロテインを継続しているうちに、甘いものが要らなくなったといいます。疲れて動けなかったのが、少し動けるようになってきました。そのためナイアシンアミド500×2錠を4錠に増やしました。

平成31年2月、以前よりプロテインの量が飲めるようになってきて、卵、肉も以前より食べられるようになってきました。それに伴って気持ちが落ち込むことがなくなってきたということです。検査はＢＵＮ５・５、フェリチン93でした。

翌月、プロテインを3回飲めるようになりました。立ちくらみすることも減ったといいます。翌4月には、かなり元気に動けるようになり、じんましんが出なくなりました。卵、肉は毎日食べています。

令和元年5月、プロテインを1回に20ｇ（60㏄）飲めるようになりました。卵は１日３個食べられるようになったのは画期的です。立ちくらみはほぼなくなったのと、月経前の不調（ＰＭＳ）が軽減しました。ＢＵＮ７・４、フェリチン１１２でした。

令和元年6月、プロテイン規定量の20ｇ（60㏄）×２回が飲めるようになりました。糖質はほとんどやめることができました。トラゾドンがなくても眠れるようになったということです。また、フェルム（鉄剤）を隔日服用に減らすことができました。

この方の不調は、親御さんの代からつづく、糖質過多＋タンパク不足の食事による最重度のタンパク不足が原因です。

卵、肉が苦手で、プロテインも最初は量が飲めませんでしたが、半年経ってやっと規定量のプロテインが飲めるようになり、卵、肉も食べられるようになりました。これによって、症状もかなり改善し、トラゾドンがなくても眠れるようになったのです。

ただし、体内は依然として重篤なタンパク不足がつづいています。データはこれから改善すると思われます。

症　例

白血病＝壊血病、白血病の化学療法、早期に終了

70代の女性です。数年前から白血病を患い、総合病院に通院し、化学療法（抗がん剤）を継続しています。糖尿病もあります。

今後の血液検査の結果で「経過が思わしくないようであれば、化学療法の薬を作用の強いものに変更しないといけないかもしれません」と医師に告げられていました。

精神科である当院に受診されたのは、抑うつ症状があるためです。不定期に受診されていました。平成30年6月、２年ぶりに来院されましたので、高タンパク／低糖質食＋プロテイン＋ビタミンＣ１０００を開始していただきました。ビタミンＣはお腹がゆるくなるまで増量するようお伝えしておきました。

平成30年12月の受診では、プロテインを飲みつづけてくださっており、糖質もがんばって減らしているそうです。

ビタミンCは、薬局などで市販されているものを1日数グラム継続していました。

この段階で主治医からは「異常細胞が全くなくなったので、化学療法は必要ないかもしれない」といわれたそうです。患者さんは大喜びです。病院でこんなことは、はじめてらしく、主治医は首をひねっていたとのことです。

そして、令和元年8月に受診されました。

高タンパク／低糖質食＋プロテイン20g（60cc）×2回、ビタミンC1000×4〜6錠を継続されていました。化学療法は1年前と同じ薬物が継続されているそうです。

その結果「今までにないくらい、体調が良い」「異常細胞が全くない状態が半年以上継続している」「主治医からは、次回化学療法を終了予定」といわれているそうです。

本当はビタミンCをもっとメガ盛りにして、他のビタミンなども加えたかったのですが、患者さん本人は分子栄養学の知識がなく、そこまでの必要性を理解されなかったため、最低限のサプリで継続していました。それでも、懸念されていた化学療法の変更もしなくてよくなり、予定より早く終了するという結果が出ています。

最後に参考として、三石理論における白血病治療についてご紹介します（「2歳半の小児急性リンパ性白血病に対する分子栄養学」『三石巌：全業績5　分子栄養学の理論と実際』より抜粋および加筆）。

2歳半の小児急性リンパ性白血病に対する三石先生の指示量は、プロテイン20g、ビタミンC10g、ビタミンE200IU(d－α－トコフェロール)、ビタミンA5000IU、その他（ビタミンB群、ビタミンK、カルシウム）でした。

6か月間の標準治療では改善しなかった白血病が、この栄養療法を1か月実践することにより「完全寛解」という結果を得たそうです。2歳半だと体重12～13kg。成人の1／4～1／5の体重です。小児薬用量によると、1歳児で成人の1／4、3歳児で1／3ですので、これに倣って成人量を換算してみます。

4倍して成人量に換算すると、プロテイン80g、ビタミンC40g、ビタミンE800IU（d－α－トコフェロール）、ビタミンA20000IU。

5倍して換算すると、プロテイン100g、ビタミンC50g、ビタミンE1000IU（d－α－トコフェロール）、ビタミンA25000IUとなります。

成人の白血病、がんもこの方法で治療できるでしょう。

付録
まとめ

ステップ①

糖質を減らして、タンパク質を摂る

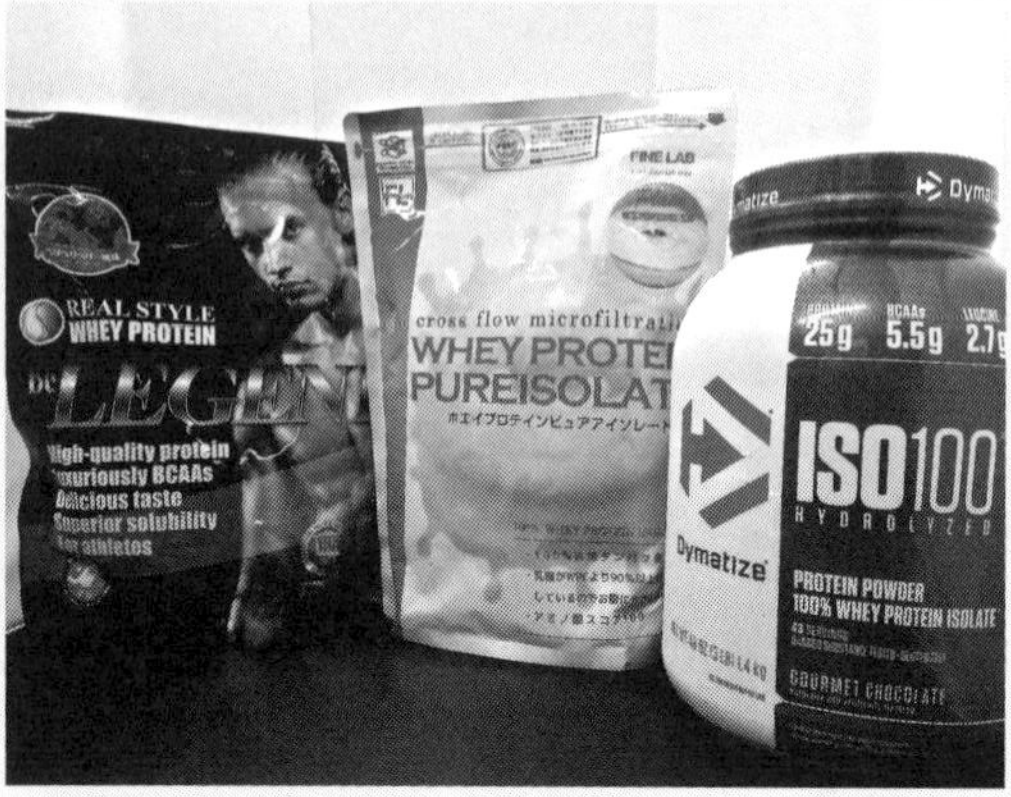

左からプロテインの参考商品としてビーレジェンド、ファインラボ、ダイマタイズ

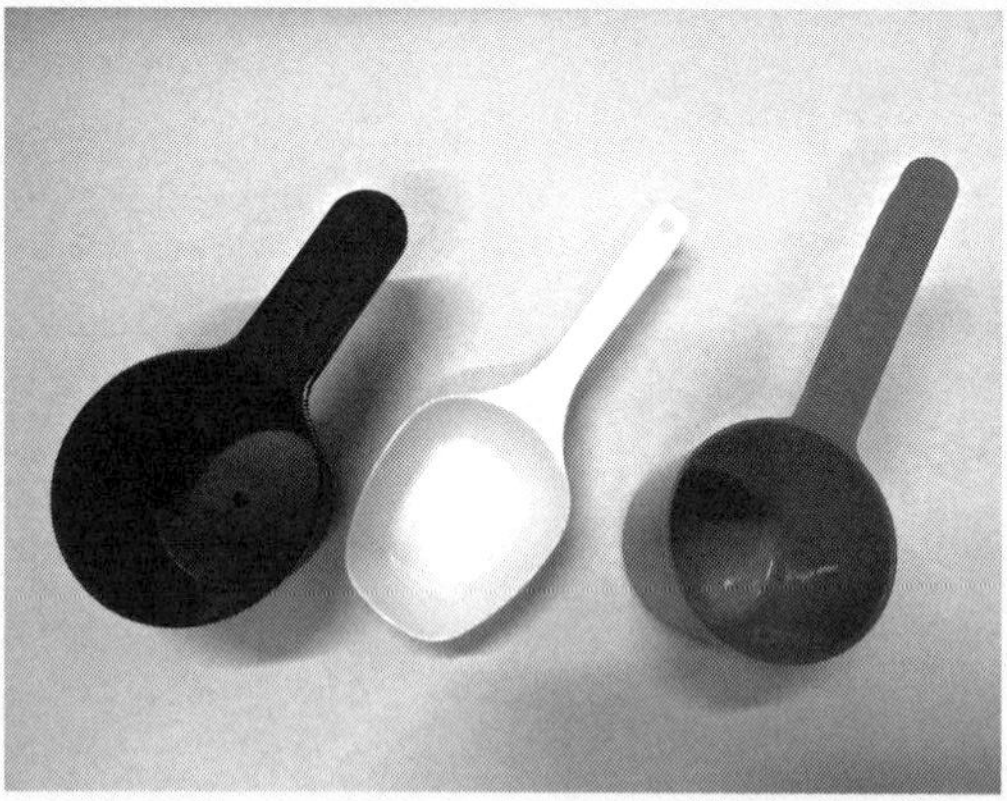

各付属スプーン。左からビーレジェンド（1杯80cc）、ファインラボ（1杯30cc）、ダイマタイズ（1杯80cc）

詳細は第1章を参照

□低糖質食を普段の食事で心がける（白米やパン、麺類、菓子など炭水化物を減らす）。

□1日最低限の量として、健康の維持、病気の予防のためには自分の体重×1gのタンパク質摂取が必要。

□成長期の中高生、妊娠・授乳期の女性の場合は、体重×1・5gのタンパク質摂取が必要。慢性疾患からの回復を目指すためには、体重×2gの量が必要。

□ほとんどの人は、食事から十分量のタンパク質を摂取できていない。そのため、当院では、男女共に1日20g（60cc）×2回のプロテインを飲むように指導。

□どうしてもプロテインを入手・摂取できない際は、卵を毎日5個食べる。

ステップ②

分子栄養療法の基本セット、ATPセットを始める

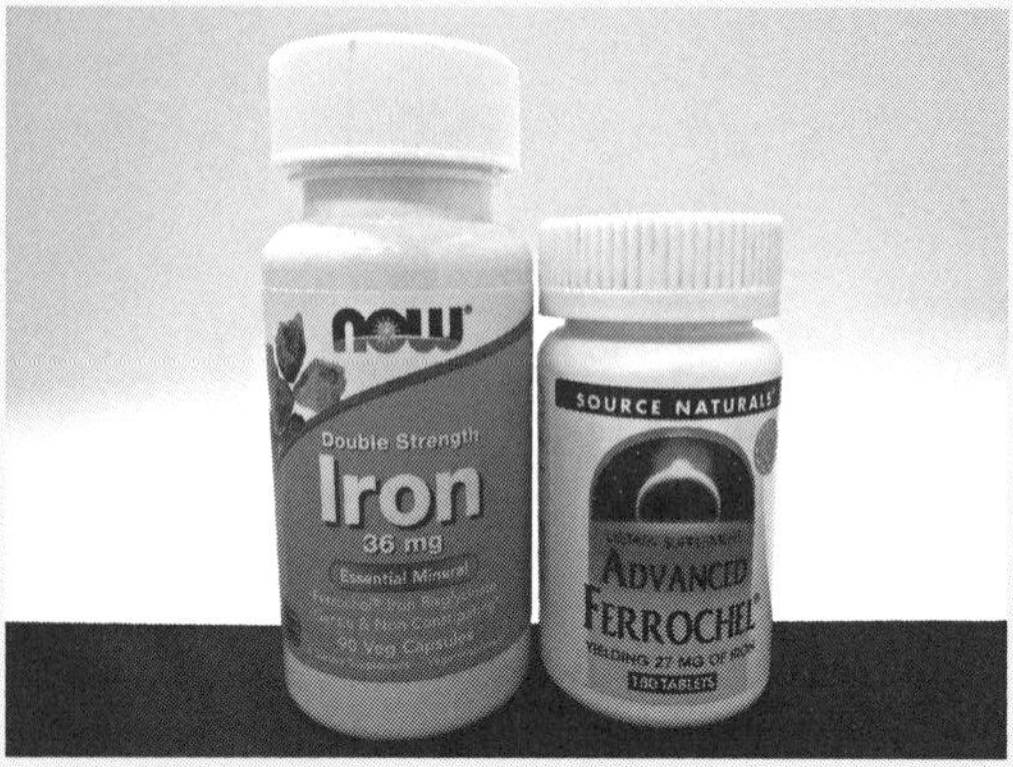

ATPセットの鉄（キレート鉄)。左から参考商品として
Nowアイアン36mg、ソースナチュラルのフェロケル

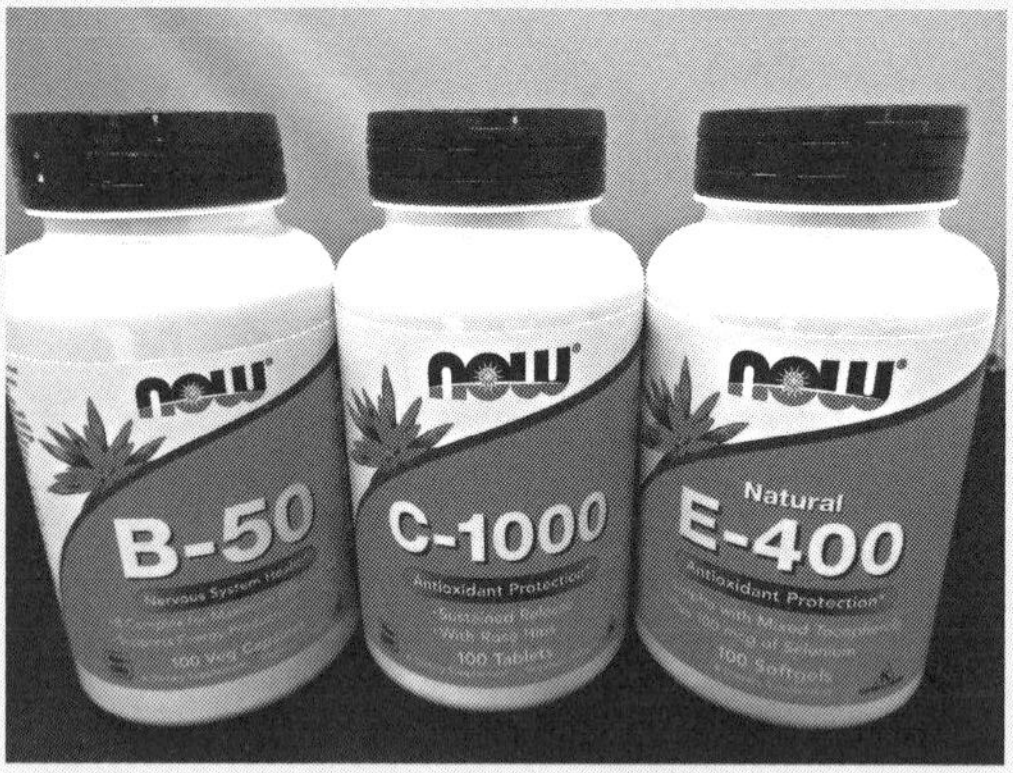

ATPセットのビタミン。左から参考商品としてNowの
B50コンプレックス、C1000、E400（d－α－トコフェロール含有）

詳細は
第2章を参照

〈ATPセット1日の摂取目安〉

・鉄：Nowアイアン36mg（キレート鉄）、必要量約100mg
・ビタミンB：B50コンプレックス、必要量100〜300mg
・ビタミンC：C1000、必要量3000〜9000mg
・ビタミンE：E400（d－α－トコフェロール含有）、必要量400〜800IU

□ATPセットとは、生きるエネルギーATPを量産するための補酵素、補因子として有用な、ビタミン・ミネラルを組み合わせたもの。

□これら鉄・ビタミン類の必要度の順番をあえてつけるとすれば、鉄（特に女性）、ビタミンB群、ビタミンC、そのうえで、ビタミンE。

ステップ③

健康維持や病気予防を強化したい人は、アド(AD)オンセット

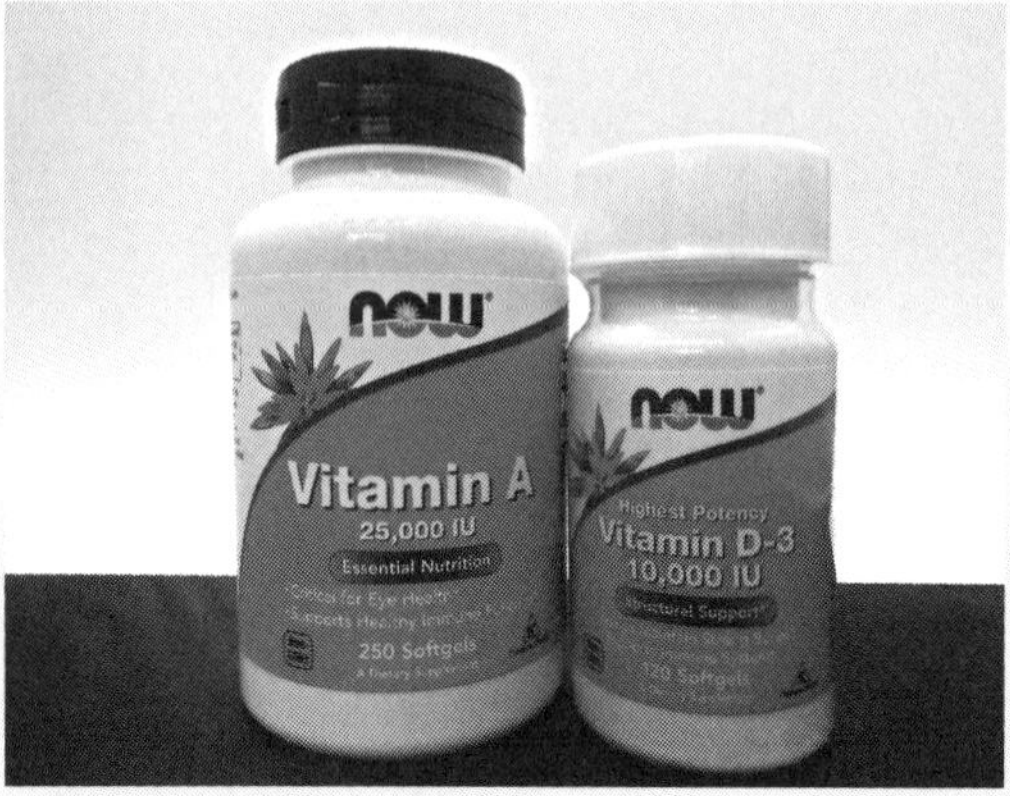

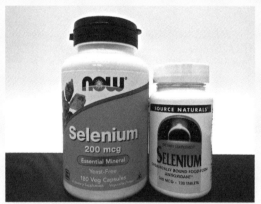

アドオンセットのビタミン類。
左から参考商品としてNowのビタミンA、ビタミンD

アドオンセットのミネラル。左から参考商品として
Nowのセレン、ソースナチュラルのセレン

詳細は
第2章を参照

〈アド（ＡＤ）オンセット1日の摂取目安〉

・ビタミンＡ：２５０００ＩＵ（※妊婦は10000IUまで）
・ビタミンＤ：１００００ＩＵ
・セレン：２００mcg

□アドオンセットは、基本の高タンパク／低糖質食＋プロテイン＋ＡＴＰセットをつづけることができている方（ステップ①②）で、さらに健康維持や病気予防を強化したい人に向けた組み合わせ。

□アドオンセットは、粘膜や皮膚を強くする脂溶性ビタミンと、がん予防にも使われるミネラルのセレンをセットにしたもの。ＡＴＰセット（ステップ②）に加えてアドオンセットまで実践できれば、健康維持と病気予防には大いに役立つ。

おわりに

疑問点があれば自分で調べて自分で解決しよう

他人に教えてもらった知識は、その時点ではいいのかもしれませんが、それ以上の進展がありません。疑問点があれば、自分で調べて自分で解決する習慣を身につける方が、長期的に見れば断然良いでしょう。
疑問点があれば他人に聞く前に、まず自分で検索する習慣をつけてください。

現時点での私の結論です。

1　糖質制限
2　鉄不足対策（キレート鉄）

3　三石理論（プロテイン＋メガビタミン＋スカベンジャー。全業績を2回読みすべて頭の中に叩き込みました）

4　欧米のオーソモレキュラー（オーソモレキュラー本7冊を2回読み、現在3回目を読んでいます）

過去の記事は「こてつ名誉院長ブログ」にまとめてありますので、適宜ご参照ください（https://ameblo.jp/kotetsutokumi/）。

ここでは、毎日ＦＢ記事を転記しています。Facebookでも過去の記事はノートにまとめていますが、このブログの記事の方が検索しやすくなっています。

分子栄養学の知識については、Facebookグループ「メガビタミングループ」が参考になります（https://www.Facebook.com/groups/1727173770929916/）。

現在メンバーは1万８０００人（令和元年9月時点）、非公開グループです。ご自分で学びたいという意欲的な方々の集まりです。ご質問をされる場合は、過去の記事を読んだうえでお願いします。すでに書いてあることを何度もご質問されると、管理人さんから注意を受けますのでご了承ください。

さて最後になりますが、当たり前のことながら人生は有限です。私にも残された時間は少なくなってきていると実感します。現在の誤った医療を変えていくために、やるべきことは山ほどあります。私に残された時間を有効に使って、一日一日を大切にしなければいけない。いや、一分一秒を大切にしなければいけません。

そのためには、今まで以上に「ど真剣に生きる」ことが大切だと感じています。この言葉は京セラ名誉会長である稲盛和夫氏の『生き方』に書いてありました。本当にそうです。自分が目指すことに集中すべきだと思います。ど真剣に診療する。ど真剣に勉強する。ど真剣に思索する。

患者さんの診療を通して得たことをベースに、病気を治すためにどうすればいいのか勉強し、自分の頭で考えて何を生み出せるのか、それが最も重要です。

私は自分が行うべきことに集中します。

患者さんからの「疲れて何もできないのは性格だと思い込んでいました」「これまで生きてきた中で、今が一番元気です」といった言葉を励みに、わが道を進みます。

みなさんも、ご自分の人生、ご自分の健康をご自分の頭で考えて、どうか行動、実践してください。

あなた自身が、あなたの医師なのです。

参考文献

1）三石巌：健康自主管理システム１～５（阿部出版）
2）三石巌：全業績１～27（現代書林）
3）Abram Hoffer, Andrew W. Saul: *Orthomolecular Medicine for Everyone*: Megavitamin Therapeutics for Families and Physicians.
4）Helen Saul Case: *Orthomolecular Nutrition for Everyone*: Megavitamins and Your Best Health Ever.
5）Abram Hoffer, Andrew W. Saul, Harold D. Foster: *Niacin: The Real Story*; Learn About the Wonderful Healing Properties of Niacin.
6）Steve Hickey, Andrew W. Saul: *Vitamin C: The Real Story*: The Remarkable and Controversial Healing Factor.
7）Michael J. Gonzalez, Jorge R. Miranda-Massari, Andrew W. Saul: I *Have Cancer: What Should I Do?*: Your Orthomolecular Guide for Cancer Management.
8）Andrew W. Saul: *Orthomolecular Treatment of Chronic Disease*: 65 Experts on Therapeutic and Preventive Nutrition.
9）Andrew W. Saul: *Doctor Yourself*: Natural Healing That Works.
10）Abram Hoffer: *Healing Children's Attention & Behavior Disorders*: Complementary Nutritional & Psychological Treatments.
11）Abram Hoffer, Andrew W. Saul: *The Vitamin Cure for Alcoholism*: Orthomolecular Treatment of Addictions.
12）山本義徳：アスリートのための最新栄養学（上、下）（NextPublishing Authors Press）

◉著者の本、FB、ブログ、FB グループ
藤川徳美：うつ・パニックは「鉄」不足が原因だった (光文社新書)
藤川徳美：分子栄養学による治療、症例集（NextPublishing Authors Press）
藤川徳美：うつ消しごはん (方丈社)
藤川徳美：薬に頼らずうつを治す方法 (アチーブメント出版)
藤川徳美：精神科医が考えた！うつも消える！心を強くする食事術 (宝島社)
藤川徳美：薬に頼らず子どもの多動・学習障害をなくす方法 (アチーブメント出版)
著者の Facebook（https://www.facebook.com/tokumi.fujikawa）
こてつ名誉院長のブログ (https://ameblo.jp/kotetsutokumi/)
Facebook メガビタミングループ (https://www.facebook.com/groups/1727173770929916/)

◉サプリメントの購入
iHerb　https://jp.iherb.com/
iHerb、マイページ (自分の推奨サプリメントを掲載しています)
https://jp.iherb.com/me/5392347043143371124
iHerb で品切れなら、下記サイトで購入可能
1）サプリンクス　https://www.suplinx.com/shop/customer/menu.aspx
2）Swanson　https://www.swansonvitamins.com/

著者略歴

藤川徳美

精神科医、医学博士。1960年、広島県生まれ。1984年、広島大学医学部卒業。広島大学医学部附属病院精神神経科、県立広島病院精神神経科、国立病院機構賀茂精神医療センターなどに勤務。うつ病の薬理・画像研究や、MRIを用いた老年期うつ病研究を行い、老年発症のうつ病には微小脳梗塞が多いことを世界に先駆けて発見する。2008年に「ふじかわ心療内科クリニック」（広島県廿日市市）を開院。うつ病をはじめとした気分障害、不安障害、睡眠障害、ストレス性疾患、摂食障害、認知症などの治療に携わる。高タンパク／低糖質食を中心とした栄養療法で目覚ましい実績を上げている。著書に『うつ・パニックは「鉄」不足が原因だった』（光文社新書）、『うつ消しごはん』（方丈社）、『薬に頼らずうつを治す方法』『薬に頼らず子どもの多動・学習障害をなくす方法』（アチーブメント出版）、『精神科医が考えた！うつも消える！ 心を強くする食事術 』（宝島社）、『分子栄養学による治療、症例集』（NextPublishing Authors Press）などがある。

医師や薬に頼らない!
すべての不調は
自分で治せる

2019年12月12日　第1版第 1 刷発行
2024年 8 月22日　第1版第28刷発行

著者
藤川徳美
編集協力
林口ユキ
デザイン
杉山健太郎
DTP
山口良二
発行人
宮下研一
発行所
株式会社方丈社
〒101-0051
東京都千代田区神田神保町1-32 星野ビル2F
Tel.03-3518-2272 / Fax.03-3518-2273
https://www.hojosha.co.jp/
印刷所
中央精版印刷株式会社

ISBN978-4-908925-59-7